JN129122

続 史上最大の暗殺軍団デンタルプラーク

口腔内に跋扈する魑魅魍魎の正体

奥田克爾 著
KATSUJI OKUDA

医歯薬出版株式会社

This book was originally published in Japanese
under the title of :

ZOKU SHIJO SAIDAI NO ANSATSU GUNDAN DENTARU PURAKU

(Dental Plaque Bacterial Mass Is the Greatest Murder, A Sequel)

Okuda, Katsuji
Professor Emeritus, Tokyo Dental College

ISHIYAKU PUBLISHERS, INC.
7-10, Honkomagome 1 chome, Bunkyo-ku,
Tokyo 113-8612, Japan

はしがき

超高齢社会であるわが国における８０２０運動は、健康日本21の後押しもあって、歯の健康づくりを国民に広く浸透させることに成功してきました。一方、高齢者などでは歯周ポケット内バイオフィルム細菌集団によって健康破綻がもたらされ、命さえ狙われていることにも目を向けなければなりません。こうした内容について、２０１６年に『史上最大の暗殺軍団デンタルプラーク』（医歯薬出版）を発行し、最新の分子生物学・免疫学的解析を加えて詳述しました。

ＷＨＯ（世界保健機関）が１９９４年に東京で開催した世界保健デーのテーマは「健やかな生活は口腔保健から」でした。その後、歯周ポケット内細菌が冠状動脈疾患部やアルツハイマー病患者の脳内で検出され、それらの部位における病原性が解明されました。歯科を受診する患者の全身の状態を把握する臨床検査は、「木を見て森を見ず」にならないため、そして医歯薬連携強化のために不可欠になっています。本書では「歯科医療では、血液検査が普遍的になされるべきである」と主張し、その根拠も盛り込んでいます。

デンタルプラーク細菌は、クオラムセンシング（ＱＳ）機構を使って他菌種とも会話しながら歯面や歯周ポケットにバイオフィルム集団の牙城を築き、唾液や歯肉溝液などを主な栄養源として増加します。デンタルプラークを「歯垢」とする用語は全く実態を表しておらず、デンタルプラークという言葉を使わずデンタルバイオフィルムとすべきであるとして、2010年に発行した『デンタルバイオフィルム　恐怖のキラー軍団とのバトル』（医歯薬出版）において解説しました。

江戸時代からのわが国における教育には、良書を的確に読む習慣があったからこそ、その後の発展があったと信じています。ところが、近年出版されている本のなかには、根拠のない思い込みや製品の宣伝だけが強調されるものが少なくありません。また、ネット上での不確かな情報の氾濫は、歯科界を混乱させているようにも感じています。

その一例として、歯周治療やインプラント治療における抗生物質の中長期内服使用を勧めるものもあります。抗生物質の投与は短期間には有効であっても、長期的に見れば腸内細菌フローラを撹乱することでマイクロバイオームを破壊し、ディスバイオーシスによる健康被害を引き起こすことになります。

医療や薬剤などが有効と証明されるEBM（Evidence Based Medicine：根拠のある医療）の基盤となるのは、数ランクに分けられる臨床研究です。図には、臨床研究のランク付けのヒエラルキーを示しました。臨床研究におけるランダム化比較試験（RCT）は、信頼度が高く評価されています。さらに、RCT研究を中心に臨床試験を集めてデータベース化し、さらに系統的レビューによって臨床研究の質・再現性・客観性を総合的に判断するメタ解析は、最も信頼性の高い評価がなされています。

1992年より、英国政府の支援で世界中の論文をデータベース化してEBMレベルを明らかにする作業が始められ、世界中の医療者に広く受け入れられています。この計画の提唱者は疫学研究者のアーチボルド・コクラン博士（1909～1988年）で、プロジェクト自体はコクラン共同計画と

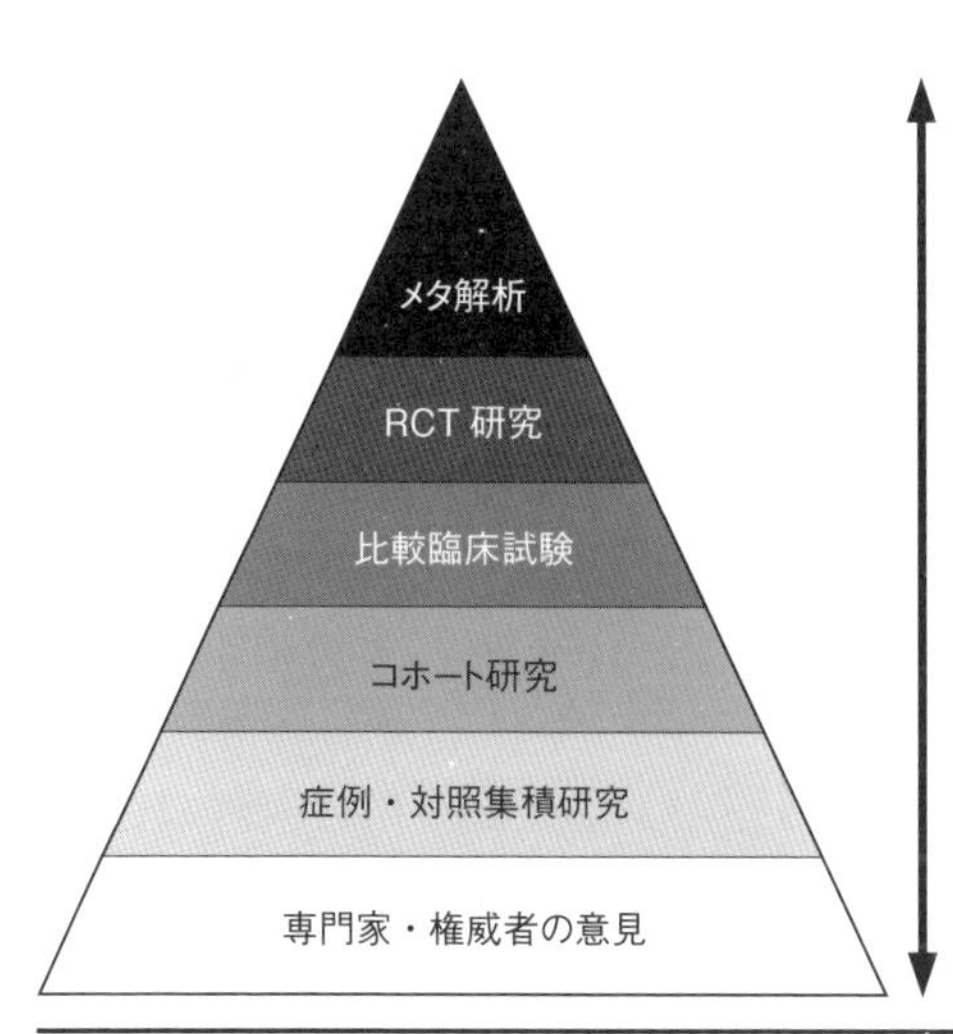

図　EBM の元になる臨床研究の評価レベル

呼ばれています。コクラン共同計画は国際NPOとして組織されて3万人を超えるボランティアが参画しており，そのレビューは常に更新されて提供されています。

コクラン共同計画には約3千人からなるオーラルヘルスグループがあり，口腔，歯科，顎顔面の疾患や障害の予防，治療，リハビリテーションに関するメタ解析されており，臨床家にとって欠かせない情報源となっています。

こうしたコクラン共同計画を見習って，本書では根拠のある情報を提供すべく，査読制のある雑誌に掲載された客観性の高い臨床研究を中心に取り上げました。参照とした文献が多くなり難しくなった箇所があります。筆者のわがままとのお叱りを受けるかもしれませんが，読者のリテラシーに期待しながら執筆しました。

CONTENTS

装幀・本文デザイン：吉名　昌（はんぺんデザイン）
イラスト：藤田侑巳（株式会社ブルーフイールド）

第一部

命を奪うデンタルプラーク細菌
温故知新

第1章 実証された口腔慢性感染症と全身疾患のつながり

永遠の玉稿「ヒポクラテスの誓い」

細菌の存在すら知られていない紀元前400年頃、自らスケーラーを開発して、歯周病を治せば全身の健康が回復することを実証し、さらにはその効用を説いていたヒポクラテスの偉大な業績は、歯学概論の講義のイントロダクションに欠かせないこととして筆者は取り上げてきました。

ヒポクラテスは、エーゲ海のコス島に生まれました。疾病を呪術的な行為によって追い払うのが医術とされていた時代に、病気は何らかの原因があって発症し、その原因を排除することを唱えたことで現代の医学につながる医学の基礎を形づくり、「医聖」や「医学の父」と呼ばれています。ヒポクラテスの弟子たちが編纂した『ヒポクラテス全集』の「医の倫理」について書かれた宣誓文「ヒポクラテスの誓い」は、医療倫理の根幹をなす永遠の玉稿です。

「自身の能力と判断の限り患者に利益すると思う養生法をとり、悪くて有害と知る方法を決してとらない」とするこの誓いは、First, Do No Harm といえるものです。「医学を教えてくれる人をわが親のごとく敬い、男女、自由人と奴隷の違いなく兄弟のごとく診て、報酬なしにこの術を分かち与える。いかなる患者を診るときもそれはただ病者を益するためであり、頼まれても害になるような薬を与えない」とも書かれています。患者の生命と健康保持のための医療を要(かなめ)とし、患者のプライバシー保護、医学教育の重要性、専門職としての医師の尊厳の必要性など多岐にわたっている「ヒポクラテスの誓い」は、弟子たちによって確実に継承され、江戸時代の蘭方医にも伝えられていました。

近年、医学の発展とともに医療は高度に専門化・複雑化され、同時に患者主体の医療が提唱されるようになり、患者には自分についての診断・治療・予後に関する完全で新しい情報を得る権利が生じました。患者側は、医療にリスクがあることを受け入れなければなりません。医療者側は、患者にそれを納得してもらう十分な情報提供が必要です。そして、患者の人権、自己決定権の尊重、インフォームドコンセントという概念が生まれ、時代の変遷とともに新しい倫理も確立されました。その基盤になっているのは、ヒポクラテスの誓いを現代的な言葉で表した世界医師会（World Medical Assaciation：WMA）のジュネーブ宣言やリスボン宣言です。

一般科学雑誌として広く読まれている『サイエンティフィック・アメリカン』は、「オーラルヘルスと全身の健康」の特集号を発行しました。筆者はその版権を持つプロクター・アンド・ギャンブル・ジャパンから全訳と監修を頼まれました。国内のデータを追加するとともに、イラストレーターと苦心しながらも分かりやすい図を加えて発行することができました。初版発行を記念した国際シンポジウムを開催したところ、当時の日本医学会会長から「歯科医療担当者よりも、むしろ医師が読まなければならない」とのスピーチをいただきました。参加した医師を含めた、オーラルヘルスの重要性についてのホット・ディスカッションもありました。

２０１１年に発行した改訂版のはしがきでも、ヒポクラテスが唱えたオーラルヘルスの重要性を明記しています。この「オーラルヘルスと全身の健康」は、ＰＤＦとして無料で入手することができます。

８０２０達成者が50％を超えるとはいうものの、そうした人たちの多くには、暗殺細菌軍団の巣窟となる歯周ポケットがあります。歯周ポケット内細菌の駆逐には、抗生物質が有効であることを疑う余地はありません。ところが、歯周病やインプラント治療における中長期にわたる抗生物質の内服投与は、腸内フローラの善玉菌を駆逐して、免疫の破綻、ホルモンのアンバランス、神経系の混乱につながってしまう恐れがあります。こうした行為が「ヒポクラテスの誓い」に反していないか、自分に問いかけることは医療人のミッションです。

プライス著『歯科感染症』を顕彰する

ウェストン・プライス（１８７０～１９４８年）博士は、米国歯科医師会研究所の所長として、60人の共同研究者と25年間積み重ねた膨大な患者の診察と、４千羽を超えるウサギを使った動物実験データを2巻組みの“Dental Infection”『歯科感染症』にまとめて、１９２３年に発表しています。プライス博士が示した「口腔慢性感染症は命に関わる疾患である」ということは、近年の分子生物学や免疫学の研究成果によっても支持されてきています。筆者は、この『歯科感染症』を顕彰することに大きな意義があると思い、本章で詳しく紹介したく思います。

プライス博士の研究を支えたのは、たくさんの医学部教授や高名な医師たちでした。シンシナティ大学医学部のマーチン・フィッシャー教授、多くの病巣感染症の一次病巣は口腔慢性感染症であることを明かしたハーバード大学医学部のミルトン・ロスノー教授、フランク・ビリング博士、世界一の医療・研究機関であるメイヨークリニックの創設者チャールズ・メイヨー博士、ボストンのフォーサイスデンタルセンターを設立したトーマス・フォーサイス博士などが含まれています。『歯科感染症』は、偏見や矛盾原理にはまったりすることのないように注意深くまとめられており、歯科医療のあり方に教訓を与えてくれている崇高な本といえます。

この本の緒言では、「歯科感染症が全身の健康を蝕むことを追究し」、「口腔慢性感染症を画一的に捉えることは誤りであり」、「すべての患者の遺伝的背景や生活習慣を配慮し」、「歯科医療担当者の持つべき普遍的倫理観」について言及されています。当時は、住み着いている細菌と宿主の関係から感染症を捉えようとする日和見感染症という概念はありませんでした。しかしプライス博士は、常在する細菌であっても供給される体液中のアミノ酸やグルコースなどを栄養源としてその病巣を拡大し、全身疾患を発症させることを確認していました。

また、プライス博士らは、う蝕、根尖病巣、歯周病の患者数千人を治療しながら、全身疾患が同時に見られる多くの患者について家族の病歴を含めて追跡調査をしていました。自覚症状が少ないにもかかわらず、口腔慢性感染症のある患者では感染している細菌とその産生毒素が全身に波及し、腎炎、関節リウマチ、心疾患、呼吸器疾患、皮膚疾患、代謝異常などを引き起こすことから、その病巣の摘出が緊急であることなどを明らかにしていました（**図１－１**）。

プライス博士らは、30人の患者の根管充填された象牙質から分離した細菌を１８７羽のウサギに接種することで、その多くに関節リウマチが生じ、心疾患、肝臓障害、腎臓障害が起きることを記載しています。また、同じように細菌を接種された数十羽のウサギでも、関節リウマチ、心疾患、腎疾患、肺疾患、胃障害、子宮やその周辺の炎症がもたらされて妊娠トラブルを起こすことや、筋炎や眼疾患が誘発されることを証明しました。さらに、菌体を含まない培養濾液に存在する毒素は、胃腸障害、肝臓障害、心臓病を高い割合で誘発することを動物実験で確認するとともに、そのまま治療しない

慢性感染症の病巣

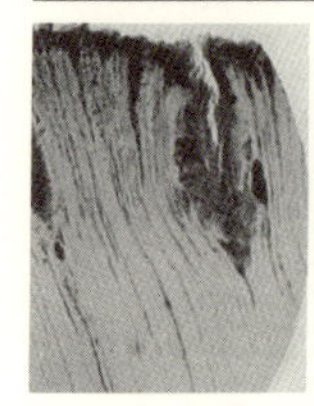
感染象牙質

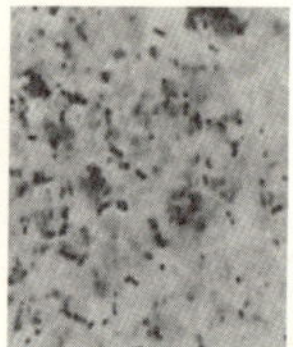
感染歯髄

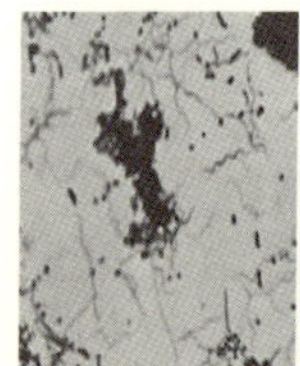
歯周炎

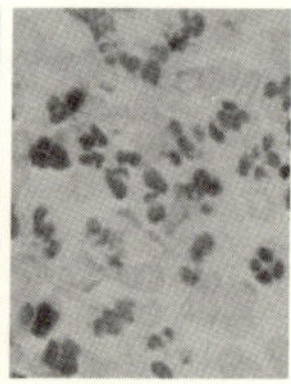
根尖病巣

菌体
毒素成分
代謝産物
抗原物質

宿主応答なども加わる疾患

- **循環器系疾患**
  ➡心内膜炎、心筋炎、血液凝固、血栓形成、高血圧
- **呼吸器系疾患**
  ➡肺炎、喘息、インフルエンザ増悪、結核の増悪
- **骨格、筋肉の疾患**
  ➡関節リウマチ、骨粗鬆症
- **泌尿生殖器疾患**
  ➡子宮・睾丸・膀胱感染症、妊娠障害
- **腎疾患**
  ➡腎炎、排泄機能への関与
- **栄養障害、消化器系疾患**
  ➡栄養失調、胃潰瘍、小児消耗症
- **神経障害**
- **毒素性・アレルギー性疾患**
  ➡眼疾患、皮膚炎
- **内分泌系疾患**
  ➡糖尿病、メタボリックシンドローム
- **唾液腺障害**
  ➡口腔乾燥症

図 1-1　プライス博士が医学部教授らとの共同研究によって、歯科疾患と全身疾患の関係について家族を含めて数千人について詳細に調べた結果の要約です。膨大な動物実験でも口腔感染症が全身疾患の引き金になることが証明されています（文献 1-3 より）。

でおけば、膵臓の衰弱や血糖値の上昇を招き、糖尿病の誘発、子どもではたんぱく質低下とカロリー不足によって衰弱が起きてしまうことなどの症例も示していました（**図1－2**）。

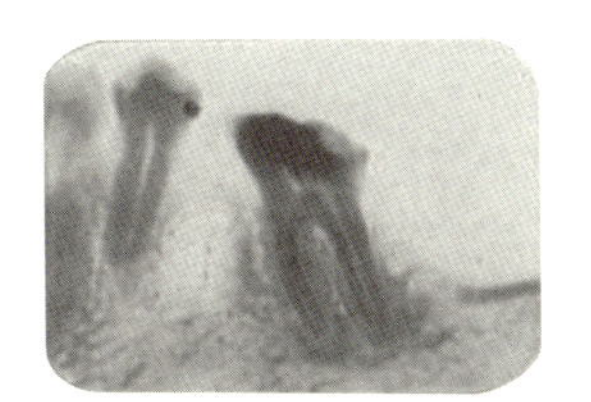
関節リウマチ患者のう蝕・根尖病巣

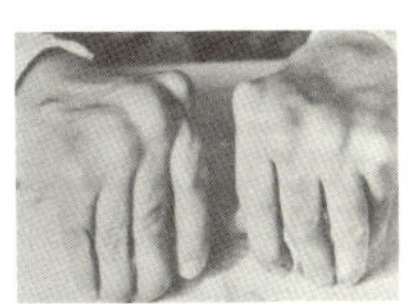
抜歯前の手の症状

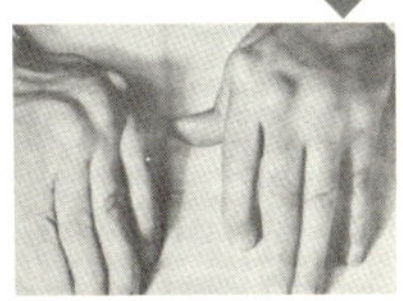
抜歯後の手の症状

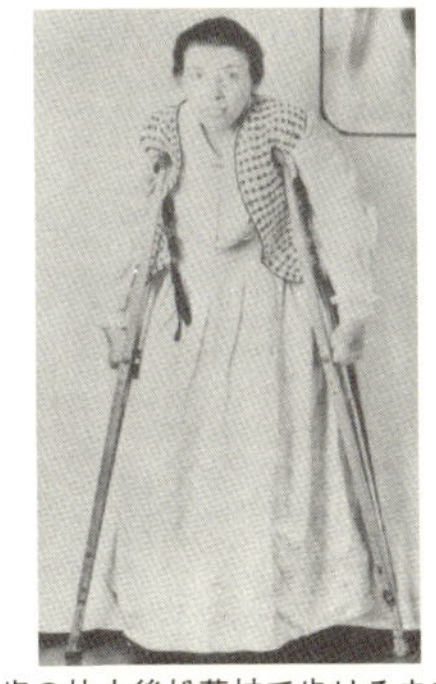
う蝕歯の抜去後松葉杖で歩けるまで回復

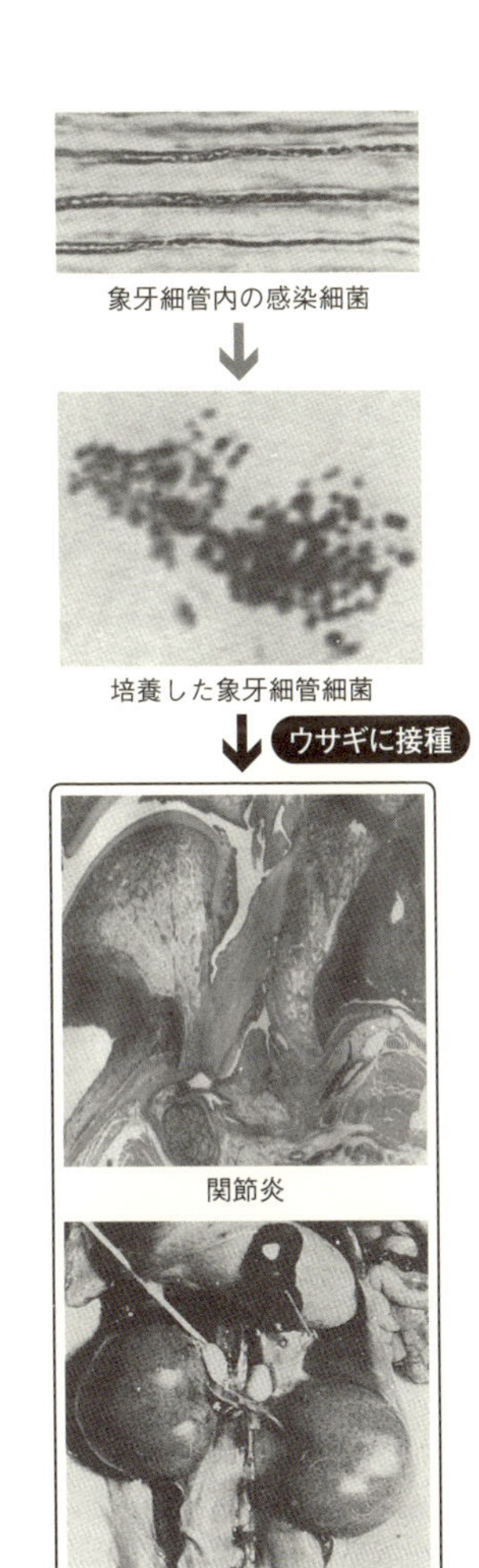

図1-2 プライス著『歯科感染症』の症例です。寝たきりだった関節リウマチ患者の根尖病巣のある歯を抜去すると松葉杖で歩けるまで回復することや（左列）、象牙細管の培養菌をウサギに接種すると関節炎や腎炎を起こすこと（右列）が示されています（文献1-3より）。

医学部フィッシャー教授『死と歯科医学』の衝撃

プライス博士が「歯科医師は歯科疾患の急増に責任を持ち、その治療法を慎重に検討すべきであり、取り除くことが不可能な根尖病巣の治療を続けるべきではない」と警鐘を鳴らしていたことに、アメリカでは歯科医師よりも、むしろ多くの医師たちが賛同していました。歯科疾患を抱えた患者の治療に当たっていた医師たちは、そうした患者の多くが心内膜炎、関節リウマチ、慢性虫垂炎、腎炎、大腸炎、出血性潰瘍を患っていることに気づいていました。そして、治療が容易でない歯を残すべきではないと、歯科医師に覚醒を迫っていました。

シンシナティ大学医学部のマーチン・フィッシャー教授はその一人で、慢性歯科疾患を抱えた患者の治療に当たっていた医師たちの協力のもと、"Death and Dentistry"『死と歯科医学』を１９４０年に出版しました。

プライス博士の英邁なスタンスに魅せられ、その研究の支援者でもあったフィッシャー教授の『死と歯科医学』は、口腔慢性感染症の恐ろしさを説いた書籍でした。筆者は、この本の原本が長崎大学の熱帯医学研究所にあることを知り、取り寄せて読むことができました。ペーパーナイフでカットして読むようになっていましたが、まだ切られていませんでしたので、国内では誰も読んだことがないのだろうと思いながら読みました。ページごとに歯科疾患の恐ろしさと歯科治療の難しさが記載され、当時、『史上最大の暗殺軍団デンタルプラーク』の執筆を駆り立ててくれました。

『死と歯科医学』の共著者であるハーバード大学のミルトン・ロスノー教授とシカゴ大学医学部のフランク・ビリング教授は、病巣感染についての研究のフロンティアを走っていました。フィッシャー教授、ロスノー教授、ビリング教授はともに「疼痛がほとんどない口腔慢性感染症であっても、他の臓器や組織に害を及ぼす」ことを、数多くの症例で示しています。また、「根管充塡によって完全に治癒したとの判断の間違いから、死滅されないでいた細菌が体内に入り込んでさまざまな疾患の引き金になったと考えられる症例」も記載しています。

ロスノー教授とビリング教授は、根尖病巣から分離したレンサ球菌を多数のイヌの歯髄腔に接種したあとに現れた病変を調べていました。フィッシャー教授は『死と歯科医学』にそれらをまとめて記載しています(**表1－1**)。

『死と歯科医学』には、歯科治療中に口腔内の細菌が血流に入り込んで心臓の弁膜の傷に付着して増加し、細菌性心内膜炎を起こした症例も記載されています。さらに、歯周局所の細菌が慢性虫垂炎、出血性疾患、アレルギー性疾患をもたらした症例

表1-1 歯根尖病巣から分離したレンサ球菌をイヌの歯髄腔に接種したあとに見られた各臓器の病変(文献1-5より)

臓器の病変	病変が起きた匹数／接種された匹数
腎臓(腎結石など)	25／34匹(74%)
膀胱炎	3／5匹(60%)
胃潰瘍	13／20匹(65%)
慢性潰瘍性大腸炎	7／15匹(47%)
その他(胆嚢炎、虹彩炎、脳炎、痙性斜頸、甲状腺腫、流産など)	5／38匹(13%)
対照のグループ	51／1,041匹(5%)

も掲載されています。

フィッシャー教授は『死と歯科医学』のはしがきに、「歯科医師は、歯を守ろうとすることに夢中になり、口腔内の慢性感染症の本質を見失って、患者を死に追いやっている」や、「歯を保存する治療に伴う隠れた副作用や、駆逐されないで生存し続ける細菌が、命さえ奪う疾患を引き起こしてしまうことを認識した歯科医師はほとんどいなかった」と書いています。可能な限り歯を残そうと取り組む歯科医師にとって、『死と歯科医学』の衝撃は筆舌に尽くし難いものがあったと思っています。


米国歯内療法学会の重鎮、マイニー著『根管治療の隠蔽』の教訓

1本の歯の象牙細管の総延長は3千メートルを超えると算定されます。プライス博士は、その象牙細管に感染した細菌はフェノール、クレゾール、クレオソート、ホルマリンを用いても殺菌が簡単でないことを示していました。また、自ら開発した根管モデルの実験装置を用いて、ガッタパーチャーを挿入しても細菌の封じ込めが容易でないことも示しています。そのうえで歯髄や象牙細管に感染した細菌は、全身の各臓器に拡散してしまうと警鐘を鳴らしていました。

膨大な数の患者の追跡調査や、今日では許されることのない多くの動物実験の結果を緻密に解析して書きあげられたプライス博士の『歯科感染症』は、歯科界で長い間ほとんど評価されることがありませんでした。その理由として、感染根管治療後の象牙細管の細菌やその産生毒素が血流に入り込み健康破綻を導き命さえ奪うことを実証した動物実験は、「プライス博士の先入観や憶測が優先されている、二重盲検法がなされていない」などの批判があったからでした。

しかし、米国歯内療法学会の重鎮のジョージ・マイニー博士は、『歯科感染症』の発行から50年後に、この崇高な洞察を加えて書かれた書籍を顕彰すべく "Root Canal, Cover-Up"『根管治療の隠蔽』を上梓しました。

マイニー博士は1943年に米国歯内療法学会の設立に関わり、学会から表彰も受けた著名な歯内療法専門医でした。しかし、『根管治療の隠蔽』の発行後、マイニー博士は歯内療法学会員だけでなく多くの歯科医師から猛反撃を受けたのはいうまでもありません。本書籍は、故片山恒夫博士ならびに片山先生の志を継いでいるNPO法人「恒志会」のメンバーが訳し、『虫歯から始まる全身の病気－隠されてきた「歯原病」の実態』（農村漁村文化協会）として発行されています。感染した象牙細管から全身に波及する口腔細菌の病原性が分かりやすく書かれています。

第2章

多細胞のごとく振る舞うバイオフィルム細菌集団の脅威

細菌感染症の80％はバイオフィルムが原因

病原細菌を、「その病原細菌はその疾患の患者から分離できること。純培養された病原細菌は感受性のある動物に接種するとその疾患が再現されなければならない」と定義した「コッホの条件」は、病原細菌学において金科玉条といえるものでした。ところが、わが国では高齢化などに伴って易感染性宿主（コンプロマイズドホスト）が増え続けています。そして、コッホの条件に当てはまらない常在する細菌がバイオフィルム細菌集団となって病原性を発揮する、日和見感染症が激増しています。そのほとんどはバイオフィルム感染症であり、あらゆる領域での脅威になっています（**表2－1**）。

厚生労働省の院内感染対策サーベイランス事業における報告では、国内医療機関のバイオフィルム感染症の割合は、細菌感染症の80％以上とされています。難治性で慢性経過をとるだけでなく、場合によっては重篤な感染症となってしまいます。バイオフィルム感染症は、メチシリン耐性黄色ブドウ球菌（ＭＲＳＡ）を含むブドウ球菌、緑膿菌、レジオネラ菌、セラチア菌、肺炎球菌などの細菌種やカンジダ・アルビカンスなどの真菌類が原因です。

バイオフィルム感染症は、抗生物質に耐性があり、人体の免疫学的防御機構が作動しないために治

表 2-1 各領域のバイオフィルム感染症とその主な病原菌

領域と関連する細菌	疾患
歯科領域 （口腔細菌、デンタルプラーク，デンチャープラーク）	う蝕、歯周病、口内炎、舌炎、義歯性潰瘍
内科領域 （口腔細菌、緑膿菌、ブドウ球菌、レジオネラ菌、真菌など）	肺炎、びまん性汎細気管支炎、嚢胞性線維症
泌尿器科領域 （緑膿菌、大腸菌、ブドウ球菌など）	尿道炎、膀胱炎
耳鼻科領域 （緑膿菌、ブドウ球菌など）	中耳炎、副鼻腔炎
医療デバイス （口腔細菌、緑膿菌、ブドウ球菌、セラチア菌など）	バイオフィルム感染

療が難しくて慢性の経過をたどることが多く、易感染性宿主においては死を招いてしまうことも少なくありません。カテーテル、ステント、ペースメーカー、人工関節など医療デバイスに作られるバイオフィルムは、口腔細菌が原因となる割合が極めて高いことが知られています。

クオラムセンシング（QS）機構を使って集団行動をとる

約35億年前に誕生した細菌は、自分たちが生存できる環境における栄養源の存在、温度、pHの変化などに適応して生存しています。細菌は浮遊したプランクトンのような状態で存在することは少なく、集団となって何かに付着したバイオフィルムとして生き延びる手段を手に入れました。

細菌が周囲の菌密度を感知し、それに応じて病原性物質の産生を自ら調節して集団行動を取る手段となるのが、クオラムセンシング（ＱＳ）機構です。密度依存的情報伝達機構であるＱＳは、「議会における定足数」quorumと、「菌の密度を察知する」という意味のsensingを一緒にして名付けられました。

ＱＳ機構を持つ細菌は、一般的に菌体内で自己誘導因子（autoinducer：ＡＩ）と呼ばれるシグナル物質を介して周囲の細菌密度を感知し、その密度に応じて特定の遺伝子発現をコントロールしています。ＡＩ物質は、クオルモンや自己誘導ペプチドなどと呼ばれたりします。

ＱＳ機構は、バイオフィルム形成と同時に毒素産生、発光、運動性、免疫防御からの回避、薬剤に対する耐性などに関わります。

緑膿菌などのＡＩは、分子量の小さいアシルホモセリンラクトン（ＡＨＬ）です。ＡＨＬなどのＡＩ物質は、菌体内にあるLuxファミリーたんぱく質という酵素によって作られて、一度菌体外に分泌されます。その後、再び細胞膜を通り抜けて菌体内に入り込んだＡＩ物質は、Luxファミリーたんぱく質レセプターに結びつきます。ＡＩ物質と結びついたLuxファミリーたんぱく質は、転写因子として働いて特定の遺伝子を発現させます。Luxファミリーたんぱく質は、明けの明星である「ルシフェル」を語源としたルシフェラーゼと呼ばれる酵素に由来します（**図２−１**）。

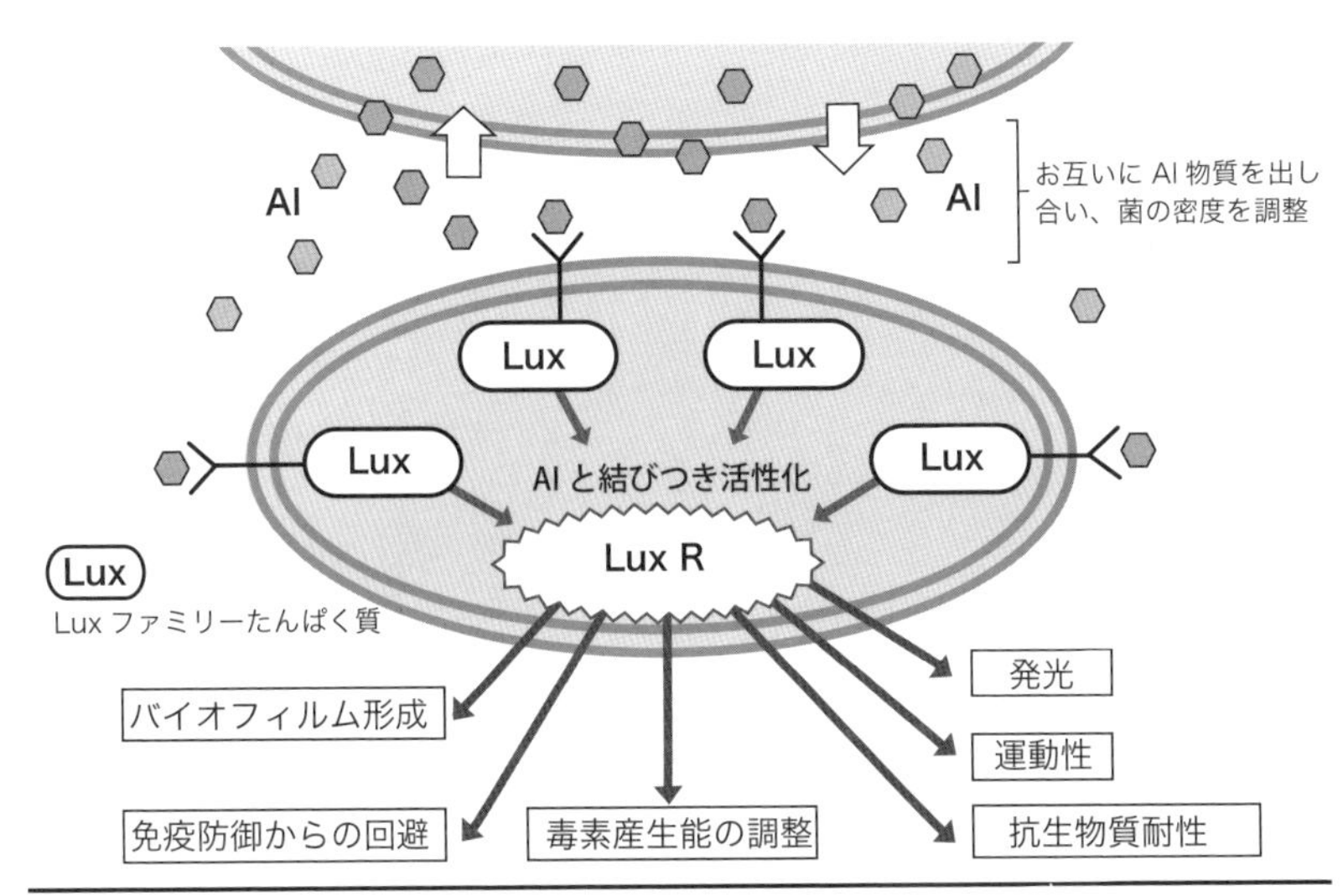

図 2-1　バイオフィルムを作る一般的な細菌のクオラムセンシング（QS）機構は、その環境で増殖を活発にして集団になるか否かを自ら判断して、菌の密度に応じて特定の遺伝子の発現をコントロールするものです。QS 機構では、自己誘導因子（AI）の産生が調節されています。AI は、AI 受容体を持つ Lux ファミリーたんぱく質に結びついて QS 機構をオンとオフさせる LuxR の発現を活性化させます。LuxR の発現がオンになれば、菌数増加をもたらしてバイオフィルム形成を起こすだけでなく、さまざまな病原性因子を制御します。

粘着性多糖体（グリコカリックス）でスクラムを組む

バイオフィルム形成の基本的な最初のステップは、液体中で浮遊していた細菌が足場として留まることのできる何らかの表面に付着することです。足場に付着した細菌は、ＱＳ機構を働かせることで密度遺伝子発現をオンにしてバイオフィルム集団となります。

成熟したバイオフィルムは均一ではなく、菌密度が少ないチャネルが作られます。このチャネルを介して栄養源を取り入れ、自分たちの環境を破壊するような老廃物を排出して、頑固にその場に居座ってしまいます。ＱＳ機構によって形成されるバイオフィルムのぬるぬるの本態は、菌体外に合成される莢膜多糖体のグリコカリックスで、ムコイドあるいは菌体外重合物質（ＥＰＳ）とも呼ばれます（図２－２）。

バリアを築いて免疫防御能を回避する

私たちヒトには生まれつき持っている非特異的な「自然免疫」と、生後成立する特異的な「獲得免疫」が備わっていますが、どちらもグリコカリックスで包み込まれているバイオフィルム細菌集団を排除するように働くことができません。

まず、自然免疫で主要な働きをするナチュラルキラー（ＮＫ）細胞は、グリコカリックスで強固なバリアを築いているバイオフィルム細菌集団に太刀打ちでき

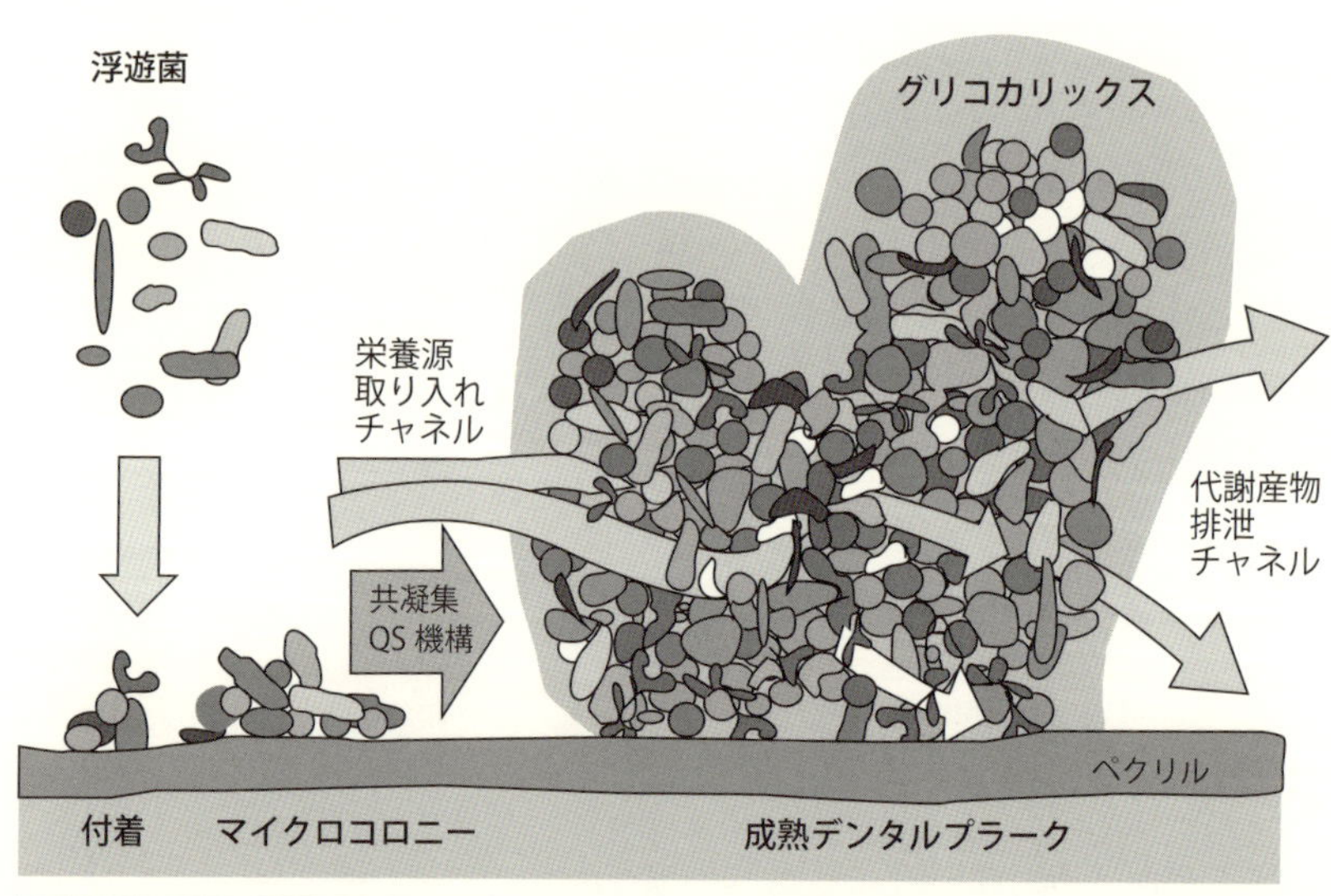

図 2-2　浮遊菌は付着して定着するとマイクロコロニーとなり、共凝集や QS 機構によってバイオフィルム集団になります。キノコ状に成熟したバイオフィルムには、栄養源を取り入れるチャネルや老廃物排泄チャネルが作られているために、頑固に居座ります。

ません。また、体液中の感染防御に働く補体やリゾチウム、ラクトフェリン、ディフェンシンなどもグリコカリックスのバリアを貫通することができません。さらに、単独の細菌の千倍もの大きさのマクロファージさえも大きな集団となった菌を貪食することができないため、バイオフィルム細菌の抗原物質を認識することができません（図2－3）。

QS機構を邪魔するマクロライド系抗生物質

浮遊菌に対して有効である抗生物質であってもバイオフィルム細菌集団に対しては浸透することができないため、抗菌性を発揮できません。また、バイオフィルム中心部の菌は静止状態にあって代謝

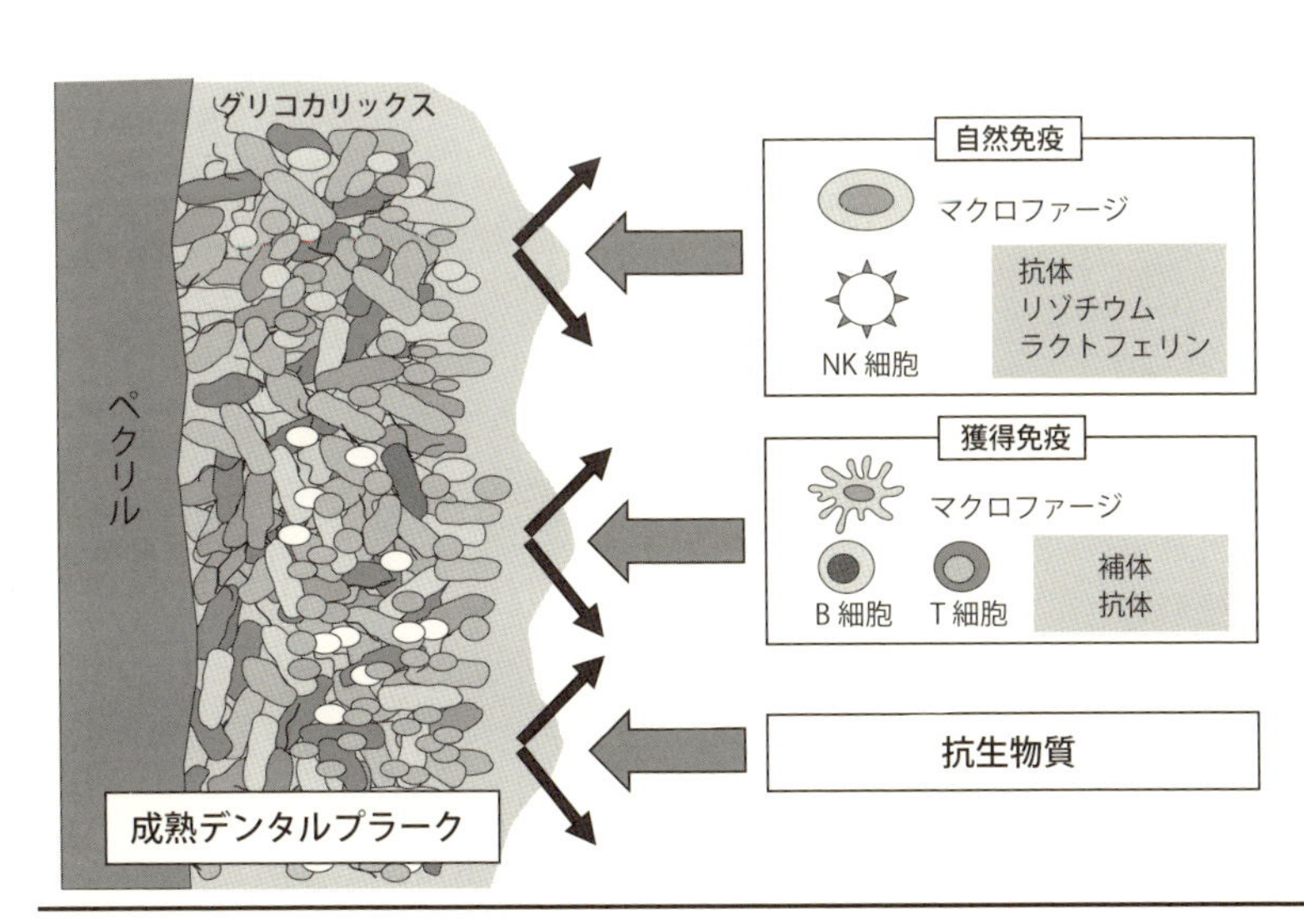

図 2-3　成熟デンタルプラークは自然免疫および獲得免疫に抵抗性です。また、抗生物質や多くの消毒薬は、グリコカリックスからなるバリアを築いているデンタルプラークに浸透して有効に作用することができません。

活性も低いため、代謝を阻害するような抗生物質も有効に作用しません。

マクロライド系抗生物質は、細菌のリボソームの働きを邪魔してたんぱく質合成を阻害することで静菌的に作用するものです。マクロライド系14員環と15員環の抗生物質は、ＡＩ物質のアシルホモセリンラクトン（ＡＨＬ）に分子構造が似ているため、14員環と15員環のマクロライド系の抗生物質は、Lux ファミリーたんぱく質のＡＩ物質レセプターに結びつきます。そのため、ＡＩ物質は Lux ファミリーたんぱく質のレセプターに結びつくことができないため、バイオフィルム形成遺伝子の発現は阻害されます。

ＡＩ物質に競合して結びつく14員環と15員環マクロライド系抗生物質は、細菌のたんぱく質合成を阻害できる量の１００分の1程度の低い濃度でもバイオフィルム形成を阻害します。そして、これらのマクロライド系抗生物質は、びまん性汎細気管支炎、嚢胞性線維症、気管支喘息などに長期にわたる微量の投与が広く行われています。マクロライド系の14員環のエリスロマイシン（ＥＭ）、クラリスロマイシン（ＲＸＭ）さらに15員環のアジスロマイシン（ＡＺＭ）が使われています。

厚生労働省研究班は、上述の疾患患者などに対して、第一選択薬としてエリスロマイシン、薬剤相互作用が疑われる場合はクラリスロマイシン、アジスロマイシンの長期にわたる微量内服投与をガイドラインに記載しています。

わが国では高齢者を中心とした緑膿菌感染による難治性のびまん性汎細気管支炎や嚢胞性線維症の患者が増加し、多くは慢性経過をたどってしまいます。微量のマクロライド系抗生物質の長期間の内服投薬は、バイオフィルム形成を阻害し続けることによって急性期の重篤な病態とならないようにする目的で行われています。すなわち、緑膿菌感染の寛解期を持続させることによってバイオフィルムの増大を抑えて急性期で重篤にさせないことになるのです（**図2－4**）。

筆者は、季節の変わり目などに気管支喘息で長年苦しんできて、緑膿菌の呼吸器系慢性感染症を疑われています。そのため、5年前から朝晩にクラリスロマイシンの少量（50㎎）の内服を続けています。その微量の内服のおかげで朝の散歩での痰の排出もなくなり、気管支喘息で苦しむことが少なくなってきました。

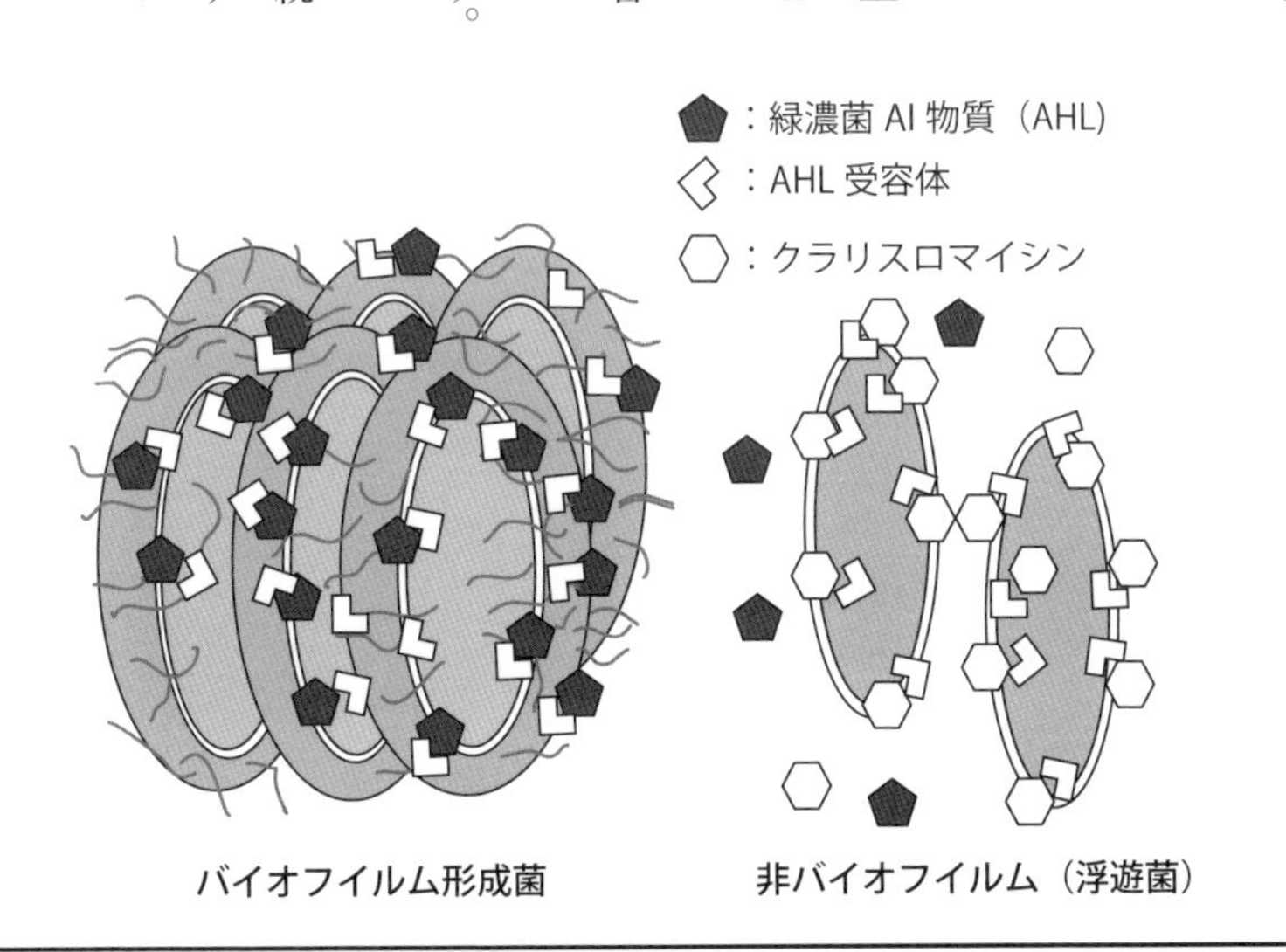

図 2-4 難治性の慢性感染症を起こす緑膿菌は、AI 物質の AHL を受容体でキャッチして、菌体周囲にアルジネートのぬるぬる物質の EPS でスクラムを組んでバイオフィルムになります。緑膿菌の AHL に構造が似ているクラリスロマイシンは、AHL 受容体に競合的に結びついて QS 機構の働きを抑えるため、菌体外に EPS を合成することができなくなり、バイオフィルム集団となることが妨げられます。

第3章

口腔細菌は肺炎病原体であり、ウイルスの悪友でもある

口腔ケアを凌駕する誤嚥性肺炎の予防策はない

わが国では誤嚥性肺炎を中心に肺炎が増え続けており、最近でも一時期は死因の第3位であったこと、その病原菌は口腔内細菌であることは、歯科界に大きなインパクトを与えてきています。筆者は厚生労働省長寿科学研究に口腔細菌学の立場で12年間参画したこともあって、口腔ケアに携わる専門職の人たちとのつながりを持ってきています。

日本歯科大学を卒業された米山武義先生は、筆者と同様にスウェーデン政府奨学金によってイエテボリ大学で学ばれ、帰国後に静岡県で開業されてから約40年にわたって介護施設での診療や在宅医療に取り組まれています。米山先生の業績の一つには、誤嚥性肺炎予防には口腔ケアが不可欠であることを明快に示して、評価の高い雑誌で発表しています。２０１７年に上梓された『肺炎は「口」で止められた！』（青春出版社）には、米山先生の口腔ケアへの取り組みと、歯科界が果たすべき役割が明快に語られています。

特別養護老人ホームなどで口腔ケアに取り組む歯科衛生士には、米山先生に畏敬の念を抱き、その指導を受けてきた方がたが少なくありません。特別養護老人ホームやデイケアに通う要介護高齢者に

対して行う口腔清掃を中心にした歯科衛生士による口腔ケアは、誤嚥性肺炎、発熱、口臭予防に大きな役割を果たしていることについて、筆者らも多くの論文で発表することができました。

筆者が留学していたニューヨーク州立大学バッファロー校の口腔生物学センター長であるフランク・スキャナピエコ教授は、「口腔衛生に勝る肺炎予防策はない」と主張し、その根拠を発信し続けています。筆者はバッファローで開催された国際シンポジウムで、マウスの肺炎モデルにおいてポルフィロモナス・ジンジバリスとトレポネーマ・デンティコーラの混合感染を発生させると、両菌株が共凝集して強い病原性を発揮するという動物実験の研究成果の内容を発表しました。その発表はスキャナピエコ教授らの臨床研究を裏付けるものとして高い評価をいただきました。

インフルエンザ感染に加担する口腔・咽頭細菌

1章でご紹介したプライス著の『歯科感染症』には、1918〜1919年の米国におけるインフルエンザのパンデミック（スペイン風邪）のときに、口腔慢性感染症のある患者では、そうでないグループに比べてインフルエンザの罹患率および死亡率が高かったということが記載されています。

咽頭部を含む口腔内に住みつく細菌のノイラミニダーゼとプロテアーゼは、上気道粘膜細胞表面のウイルスレセプターを覆っているノイラミン酸と糖たんぱく質を分解してしまいます。そのため、上気道粘膜細胞表面のウイルスレセプターが露出してウイルス粒子を吸着させてしまいます。ブドウ球菌などの産生するトリプシン型プロテアーゼは、インフルエンザウイルスの細胞侵入の鍵となるヘマ

表 3-1 インフルエンザウイルスの感染をサポートする口腔・咽頭細菌

●ブドウ球菌（たんぱく質分解酵素）
→上気道粘膜細胞へのウイルスの侵入を助ける

●歯周病原細菌の内毒素（LPS）
→上気道粘膜細胞を傷害してウイルスの侵入を助ける

●トリプシン様のたんぱく質分解酵素を産生する歯周病原性レッドコンプレックス構成細菌
→上気道粘膜粘膜を傷害するとともにウイルスの HA 突起の働きを促進する
ポルフィロモナス・ジンジバリス（*Porphyromonas gingivalis*）
トレポネーマ・デンティコーラ（*Treponema denticola*）
ターネレラ・フォーサイシア（*Tannerella forsythia*）

●ノイラミニダーゼを産生するレンサ球菌
ストレプトコッカス・ミティス菌群（*Streptococcus mitis* group）

グルチニン突起（HA突起、HA抗原）を変化させ、ウイルスRNAを気道粘膜細胞に送り込みます。

歯周病原性レッドコンプレックスを構成する3菌種は、ともにトリプシン型プロテアーゼを産生してインフルエンザウイルス粒子を上気道粘膜に吸着させ、細胞内侵入を助けると考えられています（**表3－1**）。また、それらの菌種の内毒素は上気道粘膜細胞にダメージを与えるため、感染を助けてしまうと考えられています。

インフルエンザウイルスのノイラミニダーゼ突起（NA突起、NA抗原）は、感染細胞内でウイルス粒子が複製されて飽和状態になると、他の細胞に感染するためにその細胞から飛び出るための酵素として働きます。オセルタミビル（タミフル®）やザナミビル（リレンザ®）は、NA突起を邪魔する抗インフルエンザ薬です（**図3－1**）。

日本大学の研究グループは、口腔内に多いストレプトコッカス・ミティス（*Streptococcus mitis*）は、ノイラミニダーゼを産生してインフルエンザウイルス感染を拡大させ、ザナミ

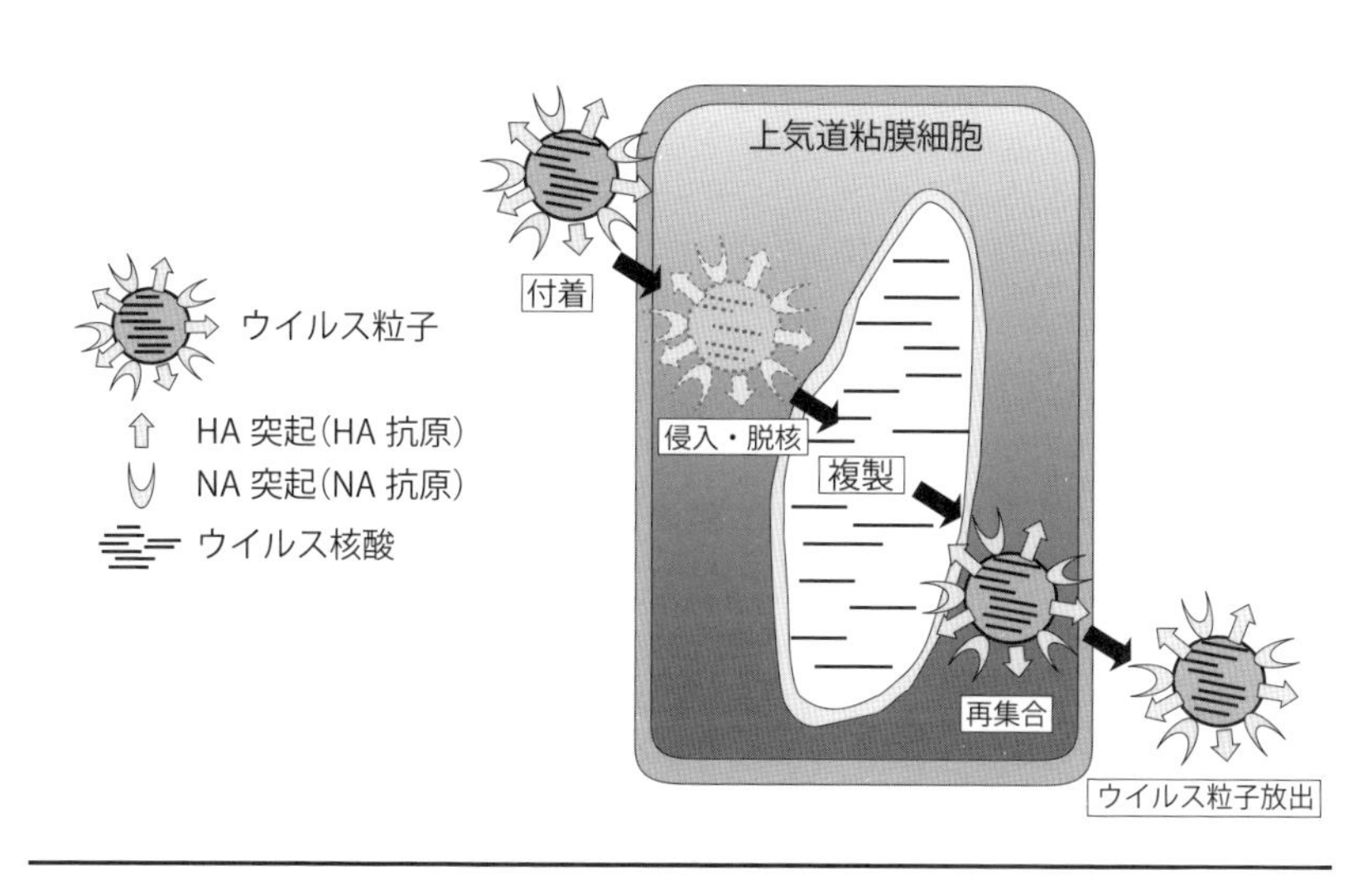

図 3-1 インフルエンザウイルスの感染ステップを示します。季節型インフルエンザウイルスの標的細胞は上気道粘膜細胞です。標的細胞に付着(吸着)して、HA 突起を使って細胞内に侵入して脱核し、ウイルス遺伝子を核内に入り込ませて複製します。ついで、複製した遺伝子を再集合させて包み込んだウイルス粒子となります。ウイルス粒子は、NA 突起を使って飛び出して放出され、次々に上気道粘膜細胞に感染します。

ビルの働きを阻害することを明らかにしています。

口腔内細菌は、ライノウイルス、コロナウイルス、アデノウイルスなど風邪ウイルスのサポーターになります。したがって、口腔慢性感染症予防と口腔清掃を中心とした口腔ケアは呼吸器感染症予防になると断言できます。

口腔ケアによるインフルエンザ予防を検証する

デイケアに通う要介護高齢者に対して、歯科衛生士による口腔清掃を中心とした週1回の口腔ケアを6カ月間継続すると、唾液中の嫌気性菌数、ノイラミニダーゼ活性、トリプシン型プロテアーゼが有意に低下することが分か

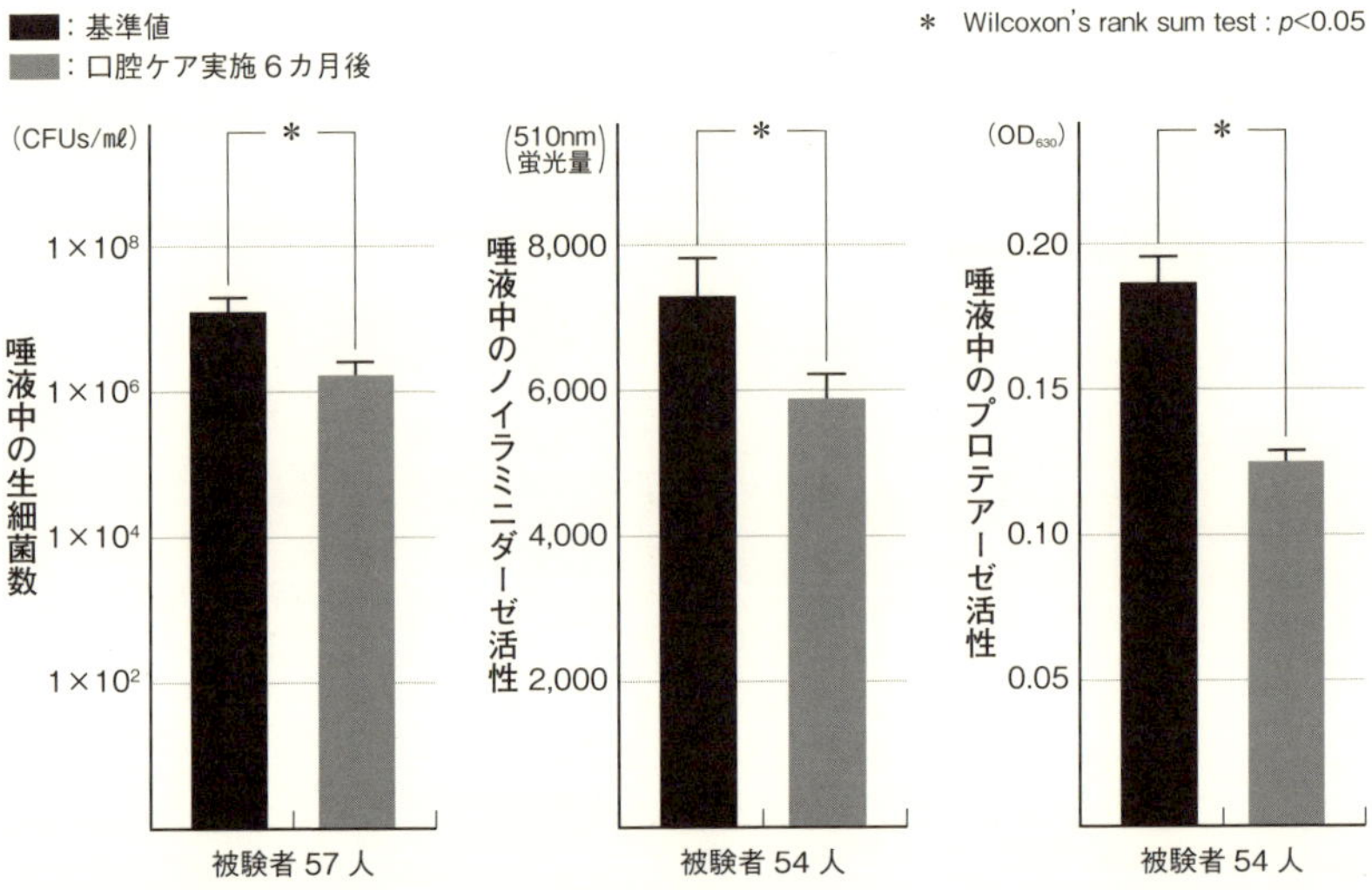

■：基準値
■：口腔ケア実施６カ月後

＊ Wilcoxon's rank sum test : $p<0.05$

唾液中の生細菌数 (CFUs/mℓ)：1×10⁸ / 1×10⁶ / 1×10⁴ / 1×10² — 被験者 57 人

唾液中のノイラミニダーゼ活性 (510nm 蛍光量)：8,000 / 6,000 / 4,000 / 2,000 — 被験者 54 人

唾液中のプロテアーゼ活性 (OD_{630})：0.20 / 0.15 / 0.10 / 0.05 — 被験者 54 人

図 3-2 デイケアに通う要介護高齢者に対する，口腔清掃を中心とした週１回の口腔ケアを歯科衛生士により６カ月間継続すると、唾液中の生菌数、ノイラミニダーゼ活性、トリプシン型プロテアーゼが有意に低下しました（文献 3-9 より）。

りました（**図３－２**）。

口腔ケアを実施しなかった92人中９人がインフルエンザに罹患したのに対し、実施した98人については１人だけが罹患したに過ぎませんでした。その季節型インフルエンザ流行前にワクチン接種を受けていた要介護高齢者は、口腔ケア実施群で36人、非実施群で39人でしたが、インフルエンザ罹患との関連性はありませんでした。

インフルエンザ罹患のハイリスク者は、特別養護老人ホームの入居者や入院患者であるため、口腔清掃を中心とした口腔ケアが欠かせません。高齢者の増加に伴って専門的口腔ケアに果たすべき歯科衛生士の役割はますます大きくなってきています。

第二部

デンタルバイオフィルムの生態を暴く

第4章

魑魅魍魎のデンタルプラーク細菌

口腔細菌の種類は腸内に住み着く細菌の種類を超える

約37兆個の細胞から作られている私たちの身体に住み着く細菌は、多種・多彩です。腸管内に住み着く細菌は数百種あり，その数は100兆個を超え、私たちの細胞の数倍です。口腔に住み着く細菌数はその百分の1から千分の1ですが、その種類は腸内の細菌種より多いことが分かってきました。

今世紀になって、サンプルに含まれる生物の遺伝子全体を網羅的に読む取ることができる次世代シーケンサーが使われるようになり、培養のできない細菌を含めてデンタルプラークの細菌叢の研究が飛躍的な発展を遂げています。遺伝子全体はゲノムといわれますが、それら全体を把握するというのがメタゲノム解析です。そのメタゲノム解析によって、口腔細菌の種類は培養法を中心になされた時代のものをはるかに超えて多いことが分かってきたのです。

細菌はグラム染色法によってグラム陽性菌とグラム陰性菌に大別されます。両者では二分裂で増殖すること、遺伝子核酸（DHA）がメッセンジャーRNA（mRNA）に読み取られ、リボソームでたんぱく質を作ることに違いはありませんが、菌体の膜構造に明確な違いがあります。

ブドウ球菌やレンサ球菌などのグラム陽性菌の細胞壁は厚いペプチドグリカンで構成されています。

歯肉縁上デンタルプラークの多くはグラム陽性菌です。一方、大腸菌などのグラム陰性菌には厚いペプチドグリカン層はなく細胞質膜の外側に外膜が作られています。この外膜には、細菌内毒素成分のリポ多糖（LPS）が存在しています。歯周ポケット内細菌はほとんどが内毒素を持つグラム陰性菌です。

菌種を超えて談合しながら住み着く嫌気性菌の世界

結核菌や真菌のカンジダなどは、酸素がないと発育できません。ところが、多くのデンタルプラーク細菌や歯周ポケット内細菌は、酸素が存在する条件下では死滅してしまう嫌気性菌です。歯肉縁上プラーク中に多いレンサ球菌は、少量の酸素に影響を受けない通性嫌気性菌であり、嫌気的条件下でないとよく発育してきません。

デンタルプラークを嫌気的条件下（一般的には、N_2が80％、CO_2が10％、H_2が10％のボックス内）で血液を含む栄養豊富な培地で培養すると、顕微鏡的に算定される細菌の約10％が集落を形成します。しかし、同じ培地を使って好気的に培養すると嫌気的条件下の10分の1以下の集落となってしまいます。特に、歯肉縁下プラーク細菌の多くは好気的培養で集落を作ることができません。すなわちデンタルプラークは、嫌気性菌が談合して住み着く世界なのです。

口腔細菌の主な栄養源は唾液と歯肉溝液である

デンタルプラーク細菌は唾液や歯肉溝液中のアミノ酸を主なたんぱく源とし、これに含まれるグルコースを栄養源としています。口腔内に分泌され滲み出るヒトの体液成分には、ミネラルも豊富に存在します。

歯肉縁上プラークで最も数の多いレンサ球菌は、飲食物のスクロース、グルコース、フルクトースを栄養源とすることができます。歯肉縁下のデンタルプラーク細菌は歯肉溝液のアミノ酸を主な栄養源としています。ところがグルコースやスクロースを利用できないものも存在します。デンタルプラーク細菌のなかには、発育のために他の菌種の中間代謝産物である乳酸などを利用する細菌も住み着いています。前書『史上最大の暗殺軍団デンタルプラーク』では、筆者がＮＨＫの『ためしてガッテン』に出演した際に、進行役の立川志の輔氏が「口のなかの細菌は、家賃も払わずに唾液を餌にして仲間を増やす図々しい連中ですね」と答えてくれたと書きましたが、正にその通りです。

口腔内は適切な条件が整っているため、デンタルプラーク細菌の発育に好都合であると多くの本・論文などに記載されています。ところが、唾液にも歯肉溝液にもさまざまな抗菌性免疫物質が存在し、細菌同士による拮抗作用もあり、増殖条件は必ずしも良いとはいえません。発育条件の整った培地では20分に1回分裂できる多くのデンタルプラーク細菌は、口腔内では2～5時間に1回分裂すると算定されます。したがって、口腔内の細菌はヒトの就眠中に2～4回分裂して4～16倍に達します。

唾液や歯肉溝液を栄養源にしている口腔バイオフィルム細菌集団は、誤嚥性肺炎や人工呼吸器関連肺炎（VAP）の原因です。経鼻胃管、胃瘻、腸瘻などの経管栄養を受ける患者、そしてICU、CCU、NCU、SICU、NICUなどで集中治療を受ける患者は、口で食べる人たちに比べて細菌が増えやすく、肺炎リスクが極めて高いグループです。

速やかな細菌付着を誘導するペリクル

研磨したエナメル質の表面には、唾液が速やかに吸着して、0.5~1.0㎛の獲得ペリクルが作られます。歯肉溝や歯周ポケット内のセメント質表面には、歯肉溝液の糖・たんぱく質が獲得ペリクルを形成します。

ペリクルは、酸がエナメル質やセメント質に直接影響を与えないようにバリアとしての作用をしています。ほとんどの乳酸飲料、コーラ、サイダー、スポーツドリンクは、pHが歯の脱灰を起こす4.0以下です。抜去歯を磨いて、それらの液体に浸すと数分のうちに脱灰が始まりますが、口腔内ではペリクルが形成されているため、歯面への酸の直接的な影響は大きくありません。

ペリクルの表面はマイナスに荷電しています。細菌の表面もまたマイナスに荷電しており、そこに唾液や歯肉溝液のCa^{2+}がくれば、Ca^{2+}が架橋して静電気的に菌を付着させます。

獲得ペリクルには、さまざまな細菌の付着を誘導する多くのレセプターが存在します。多種類のデンタルプラーク細菌は、菌体表面にあるそれぞれの付着因子となるリガンドで対応したレセプターに

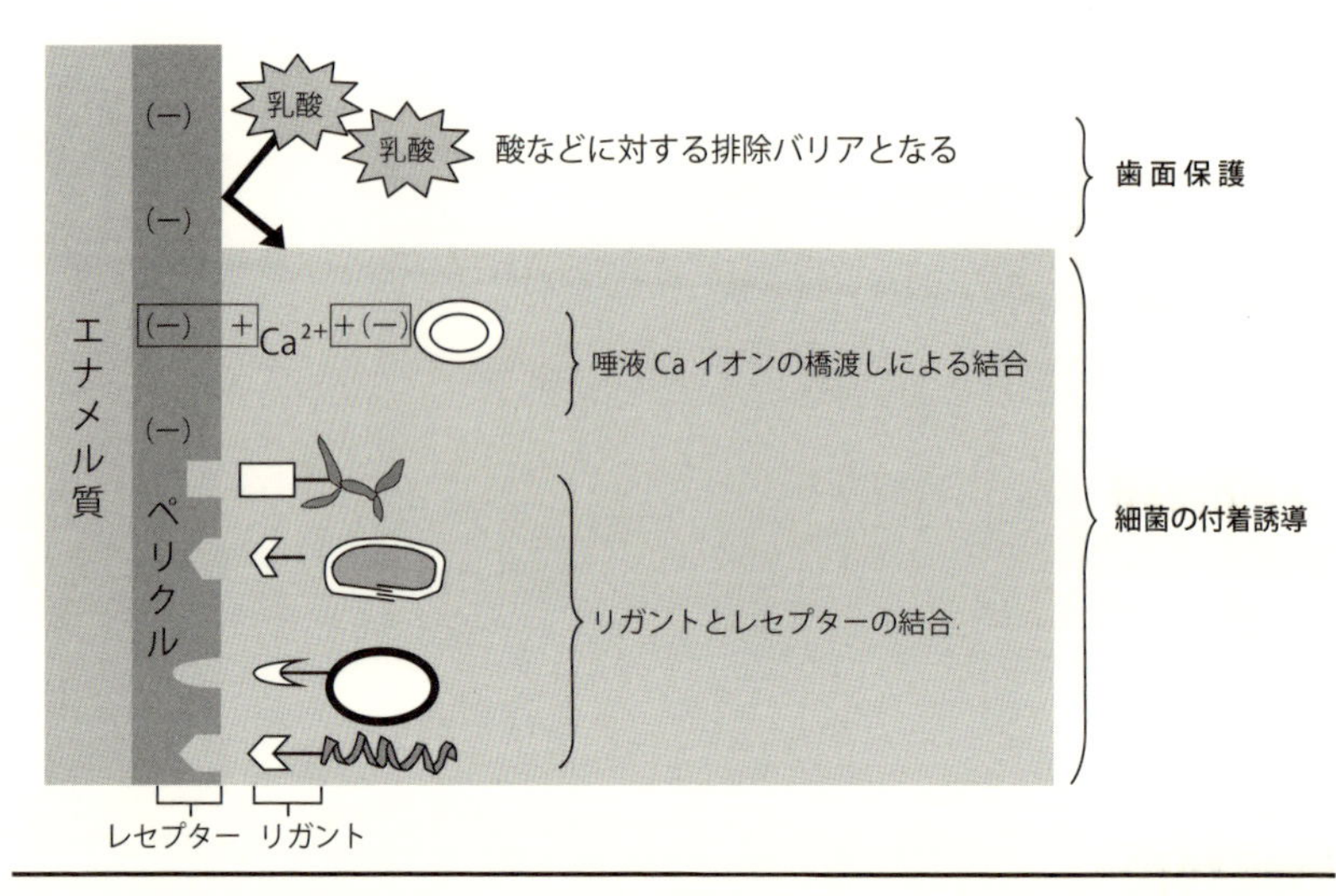

図 4-1　歯面に速やかに形成されるペリクルは、酸などが歯面に影響を与えないようにバリアとして作用しています。ペリクルはマイナスに荷電しているため、Ca^{2+}が架橋して静電気的に菌を歯面に付着させることになります。また、さまざまな細菌のリガンドと結びつけるレセプターとなって細菌の付着を誘導します。

結びつきます（図４－１）。

スクロースからバイオフィルム基質を作る

ペリクルに最初に付着してくるのは、レンサ球菌のストレプトコッカス・サングイニス（*Streptococcus sanguinis*）です。種名のサングイニスの由来は血液です。デンタルプラークに最も多い細菌でありながら、血液のレンサ球菌と名付けられたのは、１９４６年に血液から分離されたことに由来します。血液からよく分離されるのは、食事や歯磨き中などに歯周局所から侵入して血液に到達していることの証でもあります。

ストレプトコッカス・サングイニスは、深い歯周ポケットが多くある人ほど血流

表4-1 歯肉縁上デンタルプラークに見られる主要なグラム陽性菌

レンサ球菌
- ストレプトコッカス・ミュータンス（*Streptococcus mutans*）
- ストレプトコッカス・ソブリナス（*Streptococcus sobrinus*）
- ストレプトコッカス・サングイニス（*Streptococcus sanguinis*）
- ストレプトコッカス・ミティス（*Streptococcus mitis*）
- ストレプトコッカス・サリバリウス（*Streptococcus salivarius*）

桿菌
- プロピオニバクテリウム・アクネス（*Propionibacterium acnes*）

線状菌
- コリネバクテリウム・マトルコティイ（*Corynebacterium matruchotii*）

中に入り込むことも知られています。この菌が非常に危険な細菌性心内膜炎を起こしてしまうのは、血流中で白血球に貪食されることもなく、傷のある心臓弁膜に付着してバイオフィルムとなってしまうためです。

デンタルプラーク細菌が血流に入り込んでも速やかに殺菌できない易感染性宿主が高齢者で増え続けています。高齢者などにはペースメーカー、ステント、人工関節などの医療デバイスを装着している患者も多く、その部位でバイオフィルムが形成されて、場合によっては命を奪われることもあります。歯周局所を消毒せずに超音波スケーラーでスケーリングをすると、100万個を超えるデンタルプラークの生菌が血流に入り込み、10分後にも25万個もの生菌の存在が血液中に確認されています。そのため、スケーリングや抜歯に先立って歯周局所の消毒は不可欠です。このことについては第14章で記載します。

歯肉縁上プラークに居座っているレンサ球菌群の多くは、スクロースから菌体外にグリコカリックスを作ります。歯肉縁上プラークの放線菌群や線状菌群にもスクロースから粘着性のあるグルカンを作るものがあります（**表4-1**）。

ストレプトコッカス・ミュータンス（*Streptococcus mutans*）とストレプトコッカス・ソブリナス（*Streptococcus sobrinus*）は、ヒト口腔内固有のミュータンス菌群です。ミュータンス菌群は、インベルターゼでスクロース（砂糖やショ糖といわれる）からグルコースを離しながらグルコシルトランスフェラーゼ（GTF）でグルコースを結合させてグルカンを形成します。ミュータンス菌群のグルカンは、主としてα-1,3結合からなる水不溶性グルカンです。ぬるぬるした糊状のグリコカリックスで歯面に頑固に付着するとともに、スクラムを組んでバイオフィルム集団となります。水不溶性なため唾液などで簡単に溶解されることはありません（**図4-2**）。

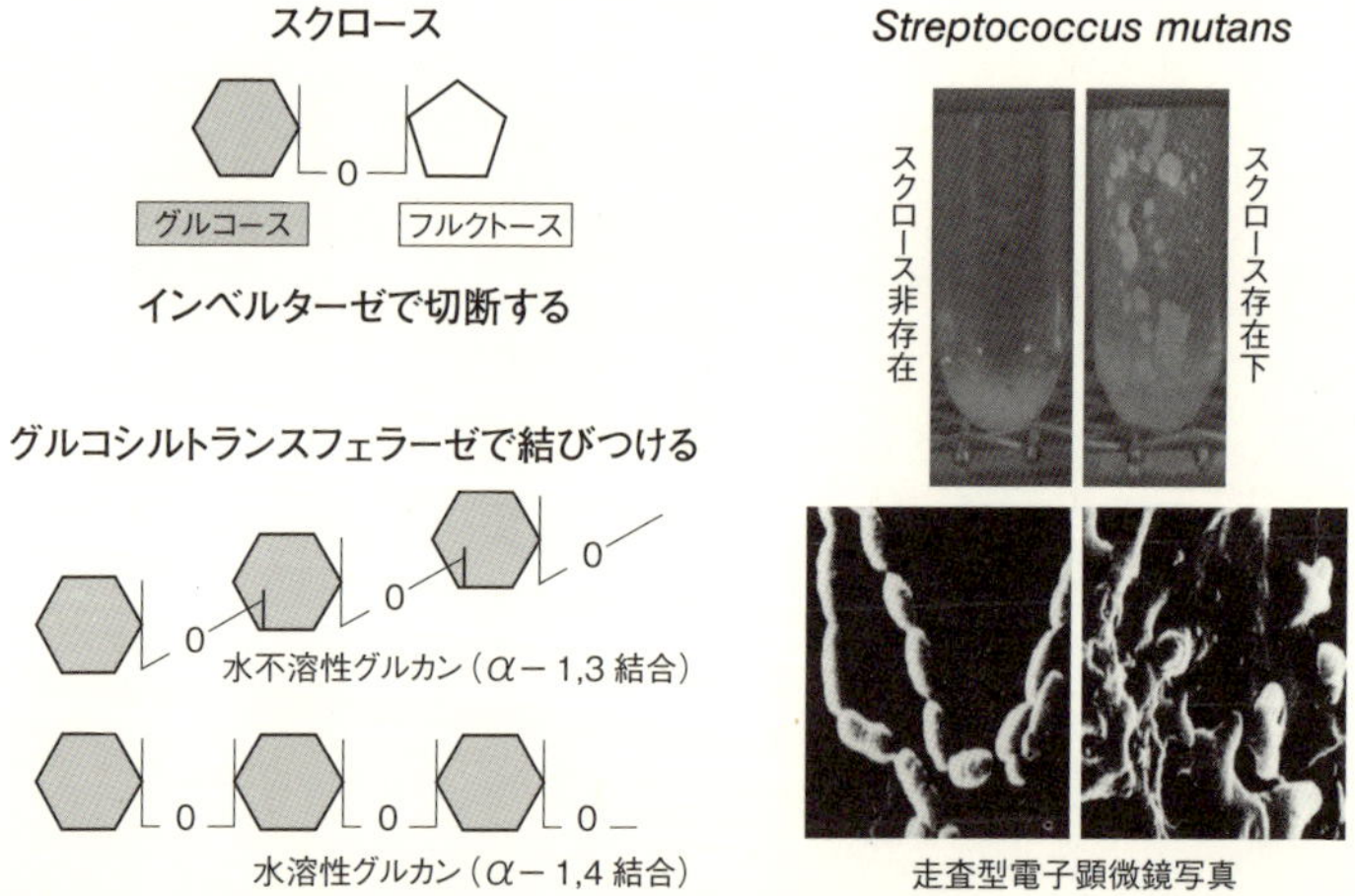

図4-2　ミュータンス菌群は、インベルターゼでスクロースからグルコースを分離しながらグルコシルトランスフェラーゼで結合させて水不溶性のグルカンを作って試験管壁に頑固にへばり付き、バイオフィルム集団となります〔走査型電子顕微鏡写真は我孫子宜光氏（日大松戸名誉教授）のご厚意によるものです〕。

ペリクルに最初に付着してくるストレプトコッカス・サングイニスは、主にα-1,4結合やα-1,6結合などからなる水溶性グルカンを合成します。

砂糖への消費税100%の導入を仕掛ける責務がある

第1章で紹介したプライス博士は『歯科感染症』を執筆後、口腔疾患がなく健康を維持している人たちの生活を知るために世界14カ国の数百カ所を夫人と一緒に巡り、1939年に"Nutrition and Physical Degeneration"『食生活と身体の退化』を発行しました。この書籍のなかでは、自然な食べものを摂ることは健康の基本となり、精製された砂糖のない生活ではう蝕がほとんどないことを示していました。

2016年、WHOの研究グループは先進国においてスクロースの過剰摂取がもたらす肥満と糖尿病を中心とした健康破綻を減らすためには、課税により砂糖入り飲料水の価格を20%上昇させるべきであるという提言をしています。

ついでながら、40年前、スウェーデン国費留学生として筆者を受け入れてもらったカロリンスカ大学での歓迎会において、出されたケーキの感想を聞かれたので"too sweet"と答えたら、英語が正しくないと言われた記憶があります。当時は砂糖の使用に対して先進諸国でも鈍感だったといえます。それから40年後、スウェーデン政府は子どもだけでなく成人においても砂糖からの摂取エネルギー量を1日の総摂取エネルギー量の5%以内に抑えるとする目標を掲げました。そのため、砂糖への消費税が１００％となるのも遠くないと思います。

筆者は２０１６年にスウェーデン、デンマーク（どちらも、基本的な消費税が25％の国）を訪問した際に、ＷＨＯの提言を40年来の友人たちに話したところ、「スクロースに対する１００％の課税を早急に実施すべきである」との返事が返ってきました。

英国は２０１８年に、５％以上の砂糖を含む飲料に課税し、８％以上砂糖が含まれるものにはより高い税を課しています。英国財務省は、２０１８年度から砂糖消費税を導入しています。その狙いが小児肥満や糖尿病患者を減少させることにあるのは、いうまでもありません。

わが国では１９００年に砂糖消費税法が制定され、砂糖にかかる税金は国税として徴収されていました。庶民層の需要が高い黒糖は低率で、精製を繰り返して白くした砂糖は贅沢品として高率でしたが、１９８９年に同法自体が廃止されています。２０１７年には、厚生労働省の有識者会議がスクロースへの課税を提案しました。わが国の歯科界は、砂糖への消費税を上げるべきであるとの世界の潮流を真摯に受け入れ、８０２０運動にも組み入れるべきです。

ＷＨＯの提唱する「ウェルネス」（wellness）は、健康の定義について踏み込んで、広い視点から見た健康観を示しています。健康的に日々の生活を送ろうという趣旨で提唱された概念です。この「ウェルネス」普及をリードして禁煙や砂糖の消費税１００％の導入に対して積極的に働きかけるミッションが歯科界にあると思っています。

ついでながら、筆者は歯科大学で臨床実習を始めるまで歯科治療を受けたことがありませんでした。

表4-2 歯肉縁下デンタルプラーク（歯周ポケット）に見られる主要なグラム陰性菌

桿菌
ポルフィロモナス・ジンジバリス（*Porphyromonas gingivalis*）
プレボテーラ・インターメディア（*Prevotella intermedia*）
ターネレラ・フォーサイシア（*Tannerella forsythia*）
アグリガティバクター・アクチノミセテムコミタンス（*Aggregatibacter actionomycetemcomitans*）
キャンピロバクター・レクタス（*Campylobacter rectus*）
線状菌
フソバクテリウム・ヌクレアタム（*Fusobacterium nucleatum*）
ラセン菌
トレポネーマ・デンティコーラ（*Treponema denticola*）

男だけの6人兄弟の1943年生まれで、初めてチョコレートを口にしたのは小学校の5年生、アイスクリームは中学の2年生でした。それまで歯磨き習慣はお粗末でした。兄弟も歯磨き習慣がほとんどなかったにもかかわらず、だれもう蝕の治療は受けていませんでした。スクロース入りのお菓子を口にする機会はほとんどなかった記憶から、自分の娘たちに「子どもには、中学生になるまでチョコレートやアイスクリームを与えるな」と言うのが口癖になってしまいました。

歯周ポケットはグラム陰性桿菌群とスピロヘータの巣窟

歯肉縁下プラークは、根面付着性プラーク、歯肉内縁上皮付着性プラークおよび非付着性細菌に分けることもできます。歯周ポケット内プラークの切片を透過型電子顕微鏡で観察すると、その外膜構造などからほとんどがグラム陰性菌とスピロヘータであることが観察できます（**表4－2、図4－3**）。

グラム陰性菌の外膜成分であるリポ多糖（LPS）は、内毒素としてさまざまな生理活性を持っています。これが血流中に持ち

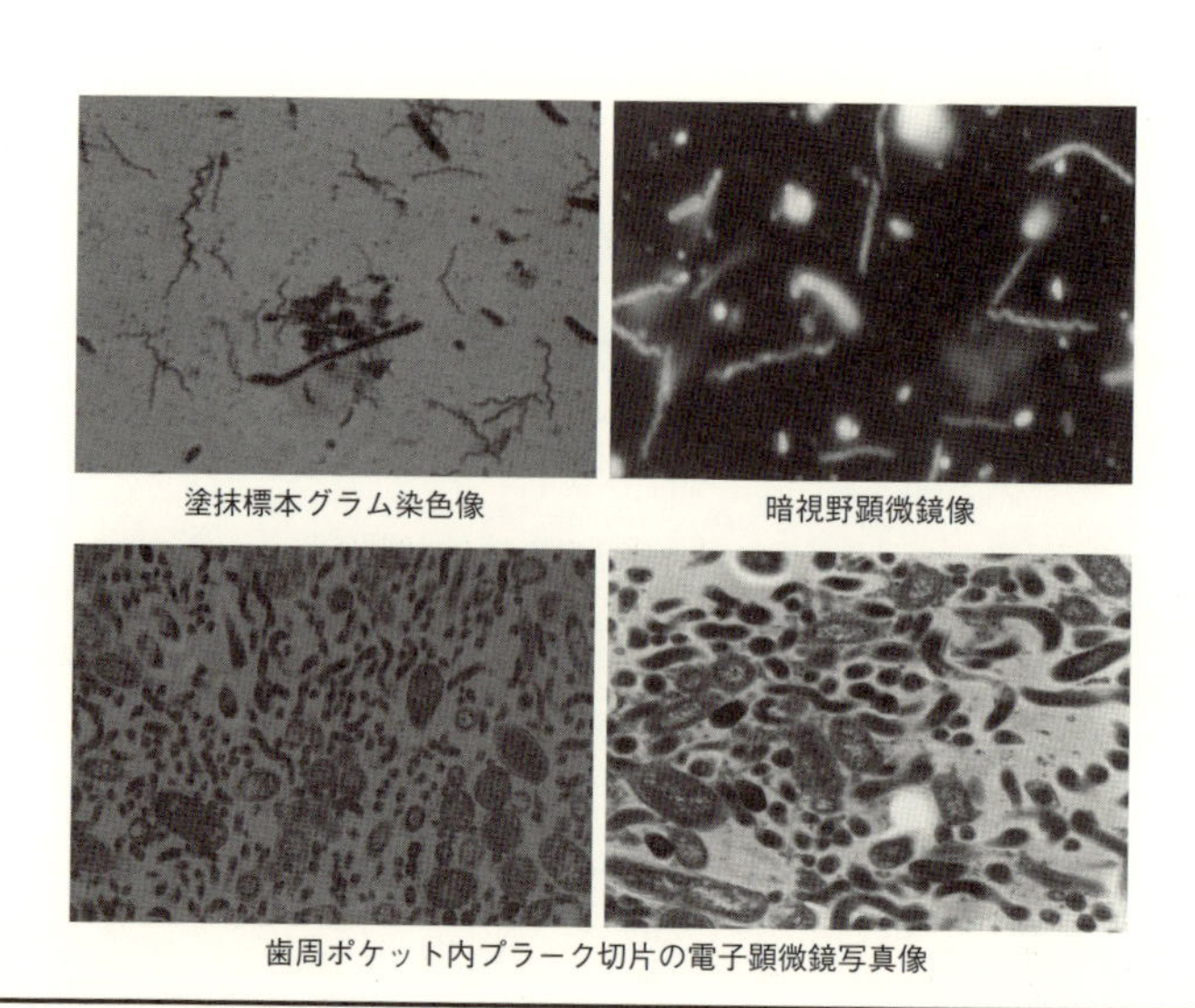

図 4-3 歯肉縁下デンタルプラーク像。いずれの写真でもグラム陰性短桿菌とスピロヘータが優勢であることが分かります。

込まれると、直接的に病原性を発揮します。また、免疫を撹乱させることで炎症の誘発、骨吸収、発熱、循環障害に深く関わってしまいます。歯周ポケット内の細菌は、内毒素を保有するだけでなく、さまざまな病原性因子を持っています。ここでは、歯周ポケット内の細菌を数種類を取り上げて紹介します。

⦿ポルフィロモナス・ジンジバリス

(*Porphyromonas gingivalis*)

キーストーン歯周病原細菌のポルフィロモナス・ジンジバリスは、嫌気性のグラム陰性短桿菌です。血液を含む培地で嫌気培養するとポルフィリンを作って黒色集落となって強い悪臭を放ちます。特定の線毛保有株は血管内皮細胞などに侵入することのできる病原性の強い侵襲性株といわれています。

本菌のたんぱく質分解酵素であるジンジパインには、アルギニン残基を認識して切断するArgジンジパイン（RGP）とリジン残基を認識するLysジンジパイン（KGP）があります。本酵素は本菌種の歯周病原性因子になるだけでなく、循環障害、アルツハイマー病や関節リウマチなどの病原性因子になることも解明されています。疾患のある冠状動脈やアルツハイマー病の脳内から検出され、それらの疾患の引き金になることについては、第10章で取り上げます。

◉プレボテーラ・インターメディア（*Prevotella intermedia*）

プレボテーラ・インターメディアは、エストロゲンやプロゲステロンをビタミンとするため、思春期や妊娠時のホルモン関連性歯肉炎を起こします。また、本菌などの内毒素は、早産や低体重児出産などの妊娠トラブルの原因にもなっていることも明らかにされています。慢性歯周炎の局所にも増加しています。

◉アグリガティバクター・アクチノミセテムコミタンス（*Aggregatibacter actinomycetemcomitans*）

アグリガティバクター・アクチノミセテムコミタンスは、歯槽骨など歯周組織の破壊が進行する侵襲性歯周炎の主な原因菌です。慢性歯周炎などの病巣にも多い、通性嫌気性の短桿菌です。分離されるものは長い線毛を持っていて凝集（aggregation）してバイオフィルムを形成します。本菌は、内毒素だけでなく白血球毒素（ロイコトキシン）と細胞膨化毒素の外毒素を出すことによってマクロファージなどの食細胞から逃れて、免疫応答を起こさせません。

余談ですが、テレビドラマ『古畑任三郎』で古畑任三郎が歯科医院においてスケーリングを受ける場面で、「アクチノバチルス・アクチノミセテムコミタンスがいるのですか?」と質問する場面がありましたが、長い名前を淀みなく言っていた田村正和には感心した記憶があります。そのときにはアクチノバチルスの属名でしたが、前述のように凝集することからアグリガティバクターと変更されました。

⦿ フソバクテリウム・ヌクレアタム（*Fusobacterium nucleatum*）

フソバクテリウム・ヌクレアタムは、10㎛を超える長さの、両端が尖った偏性嫌気性菌です。菌体内に真核細胞の核のように染色される顆粒を持っています。細菌は核膜のない原核細胞ですが、顆粒が核すなわち nucleus のように染まることからフソバクテリウム・ヌクレアタムと命名されました。

フソバクテリウム・ヌクレアタムは、特定の糖に結びつくレクチン様たんぱく質など、多種類の付着因子を持っています。多種類の細菌と結びつくことができるため、デンタルプラーク形成の中心的な役割を担っているデンタルプラークのドンといえる線状菌です。

フソバクテリウム・ヌクレアタムの口腔内フソバクテリウム菌種が大腸がんや食道がん部位にみ

つかることやその発症に関わることについては、第11章で述べます。

⦿ターネレラ・フォーサイシア（*Tannerella forsythia*）

ターネレラ・フォーサイシアは、菌端が尖った3㎛程度の細菌で、トリプシン様酵素を産生し、慢性歯周炎のハイリスク部位に見つかります。アン・タナーというフォーサイスデンタルセンターの女性研究者によって発見されたためターネレラという名前が付いています。本菌は歯周病原性レッドコンプレックスを構成し、微量の酸素の存在下でも発育する通性嫌気性菌です。

⦿トレポネーマ・デンティコーラ（*Treponema denticola*）

スピロヘータは、歯肉溝液を主な栄養源として歯周局所に居座り続け、培養できるものと培養できないものがあります。歯周ポケット内のトレポネーマは、規則正しいらせん状で、長さは10㎛ほどの嫌気性菌です。菌体の両端から出ている軸糸といわれる細い構造物が絡み付いて伸縮させきりもみ運動をして、活発に動きまわります。その運動性は、細胞間や細胞内に侵入する病原性ともなっています。トレポネーマ・デンティコーラは、ポルフィロモナス・ジンジバリス、ターネレラ・フォーサイシアとともに歯周病原性レッドコンプレックスの構成菌です。

トレポネーマ・デンティコーラのたんぱく質分解酵素デンティリンは、組織破壊や細胞侵入などを起こす病原性因子です。本菌は、マクロファージなどの食細胞を傷害することによって免疫応答を起こさせることもなく居座ってしまいます。歯周ポケット内で爆発的に増えてポケット内で多数を占めるようになります。

歯周ポケット内サンプル中のトレポネーマ菌群を位相差顕微鏡で患者に見せながらの歯周治療もなされています。

⦿キャンピロバクター・レクタス（*Campylobacter rectus*）

キャンピロバクター・レクタスは、２㎛程度の湾曲した菌端に1本の鞭毛を持ち活発に運動する通性嫌気性菌で、深い歯周ポケット内で増殖します。筆者らは、本菌がピロリ菌と共通する抗原を持っていることを発表してきました。また、歯周病患者の唾液中にはキャンピロバクター・レクタスとピロリ菌に対するIg*A*抗体がともに上昇していることを見出しています。キャンピロバクター・レクタスがピロリ菌と共通した抗原を持つことによって引き起こされる免疫応答は、ピロリ菌による胃潰瘍の引き金となってしまう可能性があります。また、ピロリ菌によるこのような免疫応答は、歯周炎の増悪因子にもなることも考えられます。

線毛は多彩な働きで病原性を支配する

多くの細菌種は、付着因子として作用する線毛を持っています。ミュータンス菌群の莢膜に線毛のように観察される構造物は、たんぱく質抗原（ＰＡ）と呼ばれるペリクルへの付着因子です。グリコカリックスの多糖体からなる抗原に対しては免疫応答は起きてきませんが、たんぱく質抗原に対しては抗体の産生が起きてくるため、ミュータンス菌に対する有力なワクチン抗原としても捉えられています。

唾液レンサ球菌と呼ばれるストレプトコッカス・サリバリウス（*Streptococcus salivarius*）は、主に咽頭部や舌背部に定着しており、唾液中に混入してきます。菌体の周囲にファジーコートと呼ばれる線毛様構造物が作られ、ペリクルや口腔粘膜への付着因子として働きます。

歯周局所への付着やバイオフィルム形成因子となる線毛を持っている歯周病原細菌も少なくありません。筆者らは、ポルフィロモナス・ジンジバリスなどに線毛が観察され、付着因子であることを１９７４年に初めて発表することができました。その後、ポルフィロモナス・ジンジバリス線毛の持つ病原性が分子レベルで解析され、特定の型の線毛は宿主細胞への侵入が強いことなどが明らかにされています。

アグリガティバクター・アクチノミセテムコミタンスの菌体周囲の長い線毛は、付着因子としてだけでなく、凝集してバイオフィルムを形成する因子にもなっています（図4-4）。歯周炎から分離された直後は長い線毛を多く持っていますが、培養を繰り返すと線毛を作らなくなり、バイオフィルム形成能も喪失してしまいます。

線状菌がレンサ球菌と手を結ぶコーンコブ

嫌気性のグラム陽性桿菌である放線菌群（Actinomyces）、プロピオニバクテリウム・アクネス（*Propionibacterium acnes*）、20㎛を超える大型の線状菌コリネバクテリウム・マトルコティイ（*Corynebacterium matruchotii*）は、レンサ球菌とともに歯肉縁上プラークを構成しています。歯肉縁上プラーク細菌がペリクルに付着するメカニズムはすでに説明したように、多種多彩です。そしてQS機構でグリコカリックスを作る菌種、固有の付着因子となるリガンドを持つ菌種で歯肉縁上プラークを構成しています。

DNA
リボソーム
線毛
内膜
外膜
莢膜

Porphyromonas gingivalis

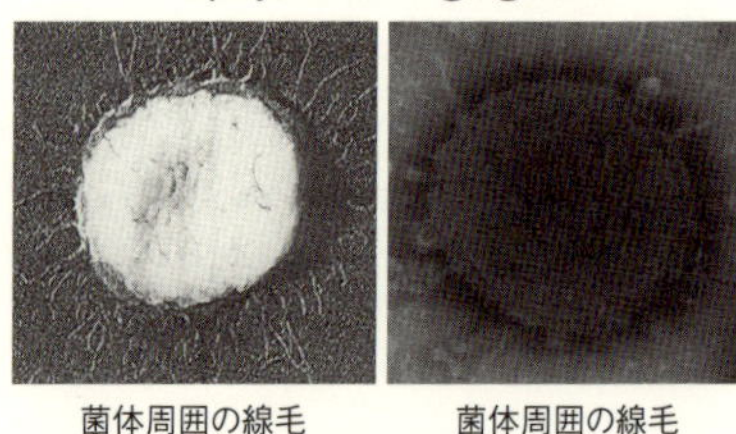

菌体周囲の線毛　　菌体周囲の線毛

Aggregatibacter actinomycetemcomitans

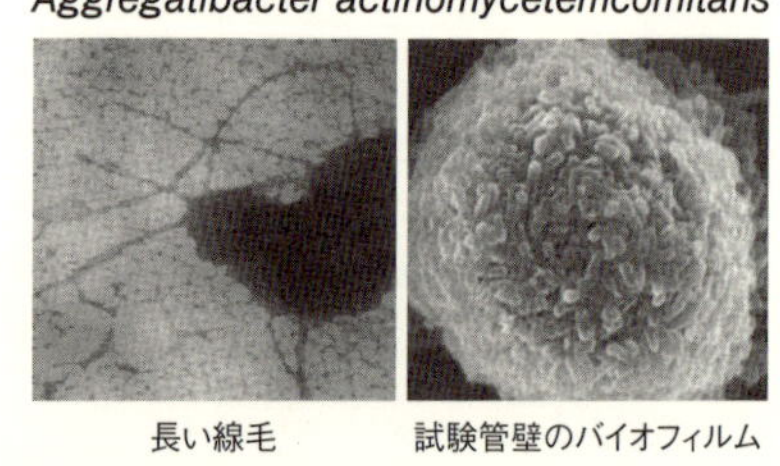

長い線毛　　試験管壁のバイオフィルム

図 4-4　歯周病原細菌の基本的な構造（左）の図とポルフィロモナス・ジンジバリスおよびアグリガティバクター・アクチノミセテムコミタンスの電子顕微鏡写真です。アグリガティバクター・アクチノミセテムコミタンスの線毛保有株は、右下の写真のように凝集してバイオフィルムを形成しています。

歯肉縁上プラークで大きな体積を占めるのがコリネバクテリウム・マトルコティイやフソバクテリウム・ヌクレアタムの線状菌です。清掃されにくい歯間部やブラッシングされない部位には、これらの線状菌が芯となり、周囲にレンサ球菌が付着したトウモロコシのような構造物であるコーンコブが作られます（図4－5）。

複数菌種が共凝集して居座り、病原性を高める

緑膿菌やブドウ球菌などは単一菌種でバイオフィルムとなっていますが、デンタルプラークは異なる菌種が結びつく共凝集の世界といえるバイオフィルムです。デンタルプラー

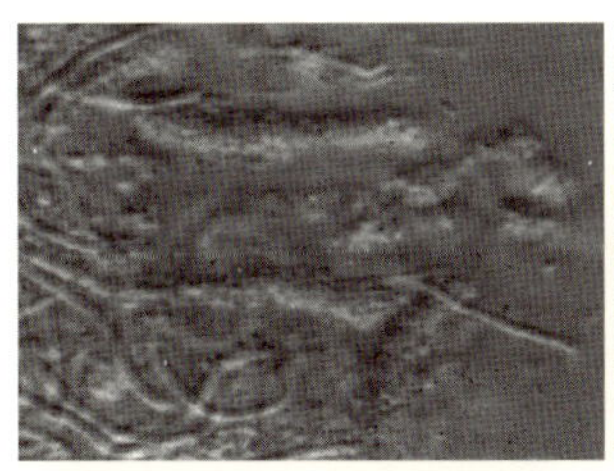
デンタルプラーク位相差顕微鏡写真

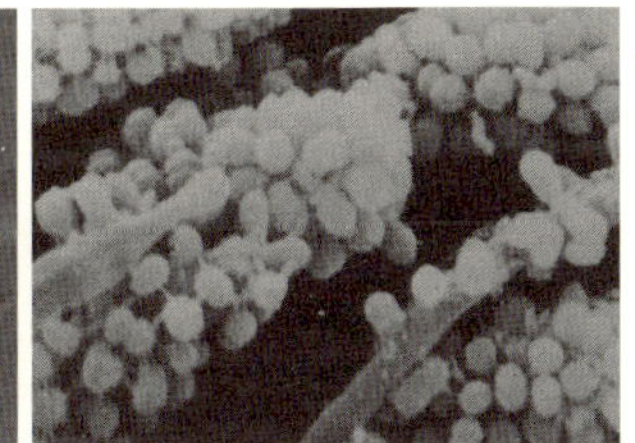
コーンコブ走査型顕微鏡写真

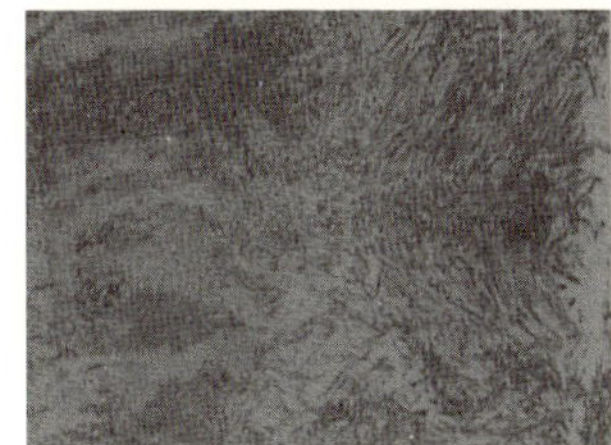
デンタルプラーク切片像

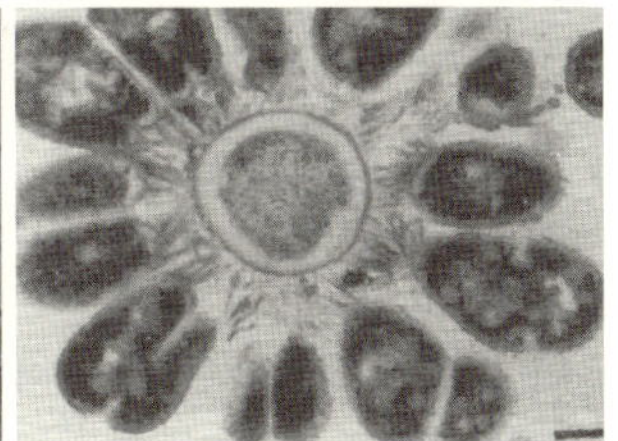
コーンコブ切片像

図4-5　歯肉縁上プラークは、数のうえでは球菌が優勢ですが、体積でかなりの割合を占めるのが線状菌です。成熟したデンタルプラークの表層にはコーンコブが形成されています（デンタルプラーク切片写真とコーンコブの走査型顕微鏡写真は、ペンシルバニア大学のマックス・リストガルテン教授から拝受したものです）。

ク細菌は、特異的に結びつくリガンドやそのレセプターを持っています。菌体表層にあるリガンドは、微量でも強固に結びつく活性があります。デンタルプラークの付着能の弱い菌種は、付着能のある菌種のレセプターを持っているため、共凝集することが可能になります。2種類のプラーク細菌の結合リガンドとレセプターが一致しないことがあっても、橋渡しをする菌種があいだに入り込んで3菌種で共凝集する場合もあります。

フソバクテリウム・ヌクレアタムは、複数の種類のリガンドとレセプターを持っているため、多くの菌種と共凝集することができます（図4－6）。

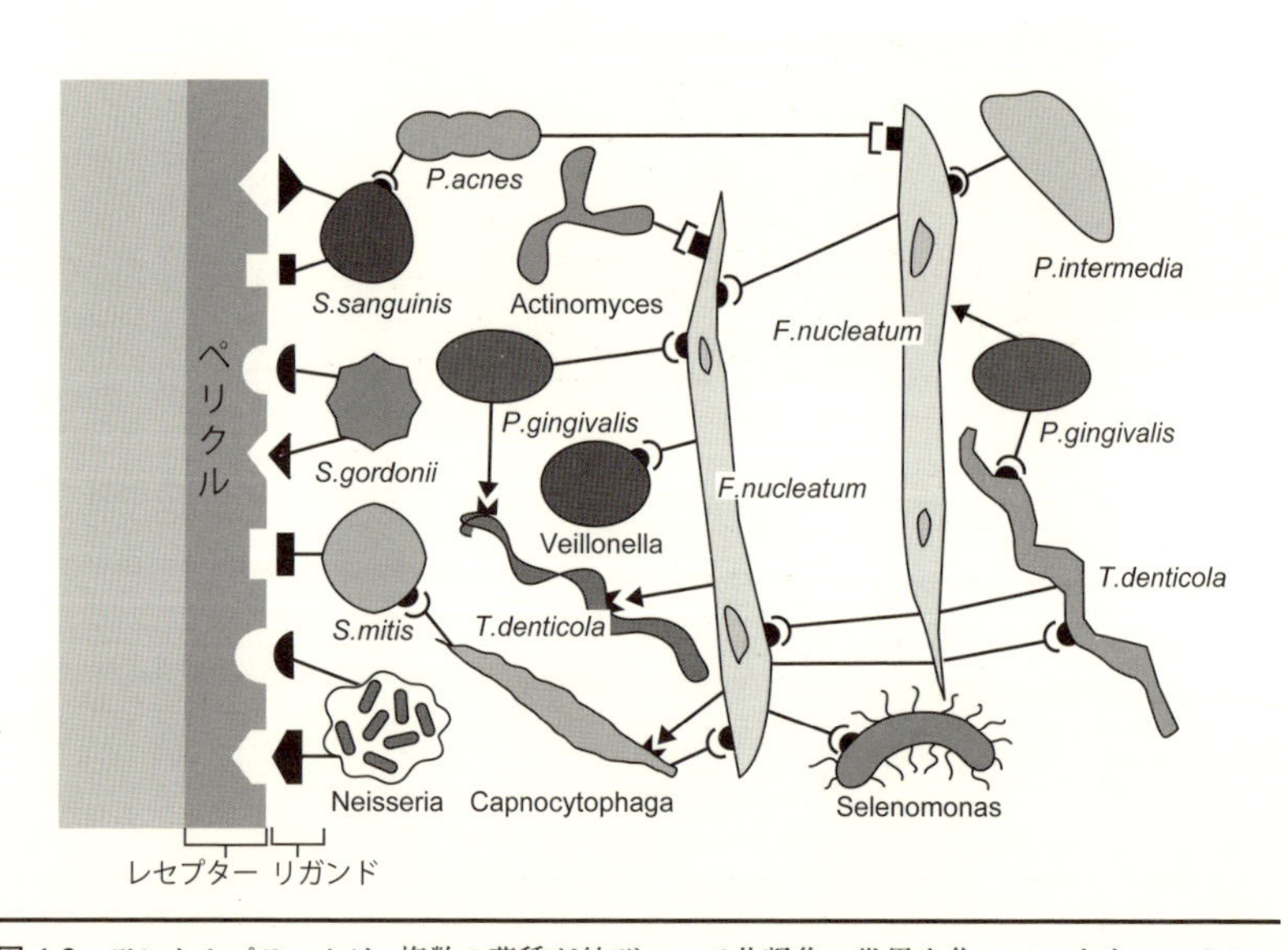

図 4-6　デンタルプラークは、複数の菌種が結びついて共凝集の世界を作っています。ペリクルに最初に付着するのはレンサ球菌群で、次いで線状菌のフソバクテリウム・ヌクレアタムが定着するとポルフィロモナス・ジンジバリスやスピロヘータが数を増してきます（文献2-3より）。

筆者らは、歯周病原細菌の共凝集のメカニズムを解析し、共凝集することによって病原性を高めることなどを明らかにしてきました。

また、ポルフィロモナス・ジンジバリスとトレポネーマ・デンティコーラの共凝集には、前者の赤血球凝集因子が鍵となる役割を果たしていることを明らかにしています。両菌種は共凝集することによって、マウスに肺炎を誘発させ、致死率を高めることも発表しています。また、ポルフィロモナス・ジンジバリスの血管上皮細胞への侵入は、フソバクテリウム・ヌクレアタムと一緒にすると高まることが分かりました。フソバクテリウム・ヌクレアタムのリガンドを邪魔するガラクトースで共凝集を阻害すると、ポルフィロモナス・ジンジバリスの侵入性は低下しました。

歯周病原細菌の共凝集は、歯周ポケットで縄張りを拡大して居座るためだけでなく、呼吸系や血流中などに入り込んで病原性を高める手段にもなってしまいます。

デンタルプラーク細菌の縄張り争い

私たちの口腔に住み着く数千種類を超える細菌は、共生したり拮抗したりすることによって縄張りを拡大しようとしています。それぞれの部位で形成されるマイクロバイオームを構成する菌群は、ニッチといわれる住み着く場で優位を保とうとしています。デンタルプラークの細菌には、他菌種を攻撃するものもあれば、他菌種の代謝産物を利用して仲間を増やすものもいます。

デンタルプラーク細菌のなかには、優位を保つために他の菌を攻撃するH_2O_2や抗菌性たんぱく質であるバクテリオシンを分泌するものもあります。歯肉縁上プラーク細菌と歯肉縁下プラーク細菌がH_2O_2やバクテリオシンで攻撃しあう歯頸部付近には、プラーク量の少ない部分であるプラークフリーゾーンが存在する場合もあります（図4－7）。

ペニシリンやストレプトマイシンなどの抗生物質は分子量が小さいのに対して、口腔細菌が産生するバクテリオシンは分子量の大きいたんぱく質です。口腔細菌の産生するバクテリオシンは菌種を越えて多くの細菌群を広範囲に攻撃するものがあります。

ストレプトコッカス・サングイニスは、サングイシンというバクテリオシンを産生します。サングイシンはミュータンス菌群、ポルフィロモナス・ジンジバリス、プレボテーラ・インターメディアなどの歯周病原細菌に抗菌性を示すことも分かっています。

H_2O_2やバクテリオシンを産生するストレプトコッカス・サングイニスなどを口腔内善玉菌とする研究グループもありますが、口腔内で善玉菌として振る舞いながら、血流に入り込みバイオフィルムを形成して命さえ奪う感染症を起こすことは繰り返し述べてきています。

歯肉縁上プラークに反映される歯周ポケット内の細菌数

デンタルプラーク細菌の生態について、「う蝕タイプと歯周病タイプのデンタルプラークがありますか?」という質問を受けることがよくあります。「う蝕タイプは歯肉縁上プラークで、歯周病タイプは歯肉縁下プラークですよ」と答えたところ、「う蝕が多いにも拘わらず歯周病のない患者と、歯

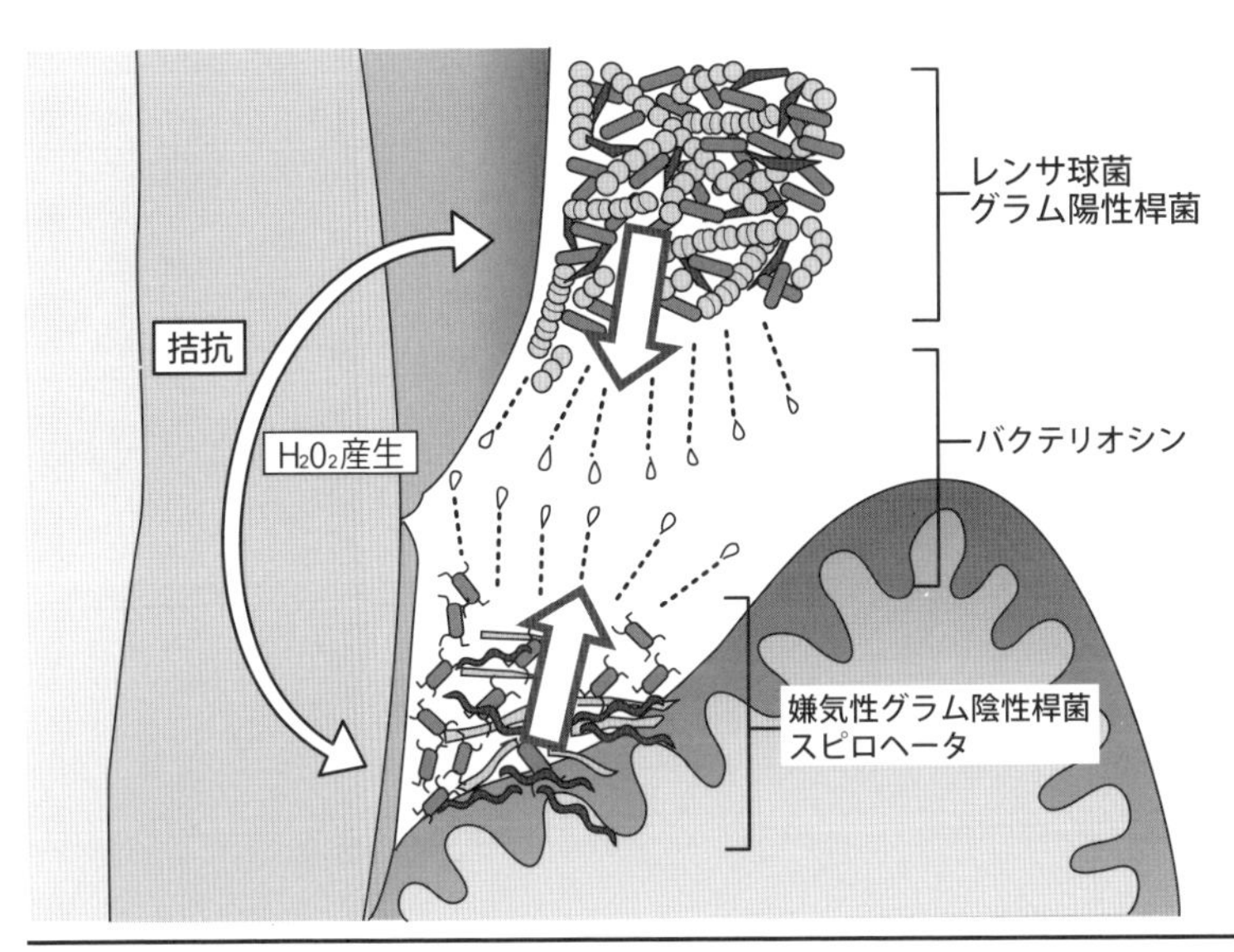

図4-7 歯肉縁上プラーク菌群と歯肉縁下プラーク菌群の共生と拮抗関係を表したものです。他菌種の代謝産物を利用する細菌も存在します。歯肉縁上プラークに多いストレプトコッカス・サングイニスは、H_2O_2やバクテリオシンを産生して歯肉縁下プラーク細菌に対しても抗菌性を示すことが分かっています。歯肉縁上プラークと歯肉縁下プラークの拮抗作用の見られる境界部には、プラークフリーゾーンが観察されることもあります。

周病が進行していてもう蝕がほとんどない患者がおられるのは、デンタルプラーク細菌に違いがあるからなのかという質問です」と問い直されました。

また、PMTCよって「歯肉縁上プラークを取り除くと、H_2O_2やバクテリオシンの攻撃が少なくなるために歯肉縁下プラーク細菌が増えることはないか」との質問を歯科衛生士から受けたことがあります。歯科衛生士法では歯科衛生士業務の歯石除去を、「歯牙露出面および正常な歯茎の遊離縁下の付着物および沈着物を機械的操作によって除去すること」と定義されており、歯周病患者の歯肉縁下歯石除去を歯科衛生士に指示した場合には、違法行為となってしまうのではないかと議論されていた頃でした。

PMTCで歯肉縁上プラーク除去を続ければ、歯周ポケットのスピロヘータと嫌気性菌が劇的に減ることを明らかにした米国歯科医師会雑誌（JADA）に掲載されたスムローらの臨床研究を、質問に対する答えに使わせてもらいました（**図4－8**）。

スムローらの臨床研究は、歯周ポケットの深さが5㎜以上の部位を4カ所以上持つ歯周炎患者を4つのグループに分けて行われました。

一番目のグループは、PMTCによって歯肉縁上プラークと歯肉縁下

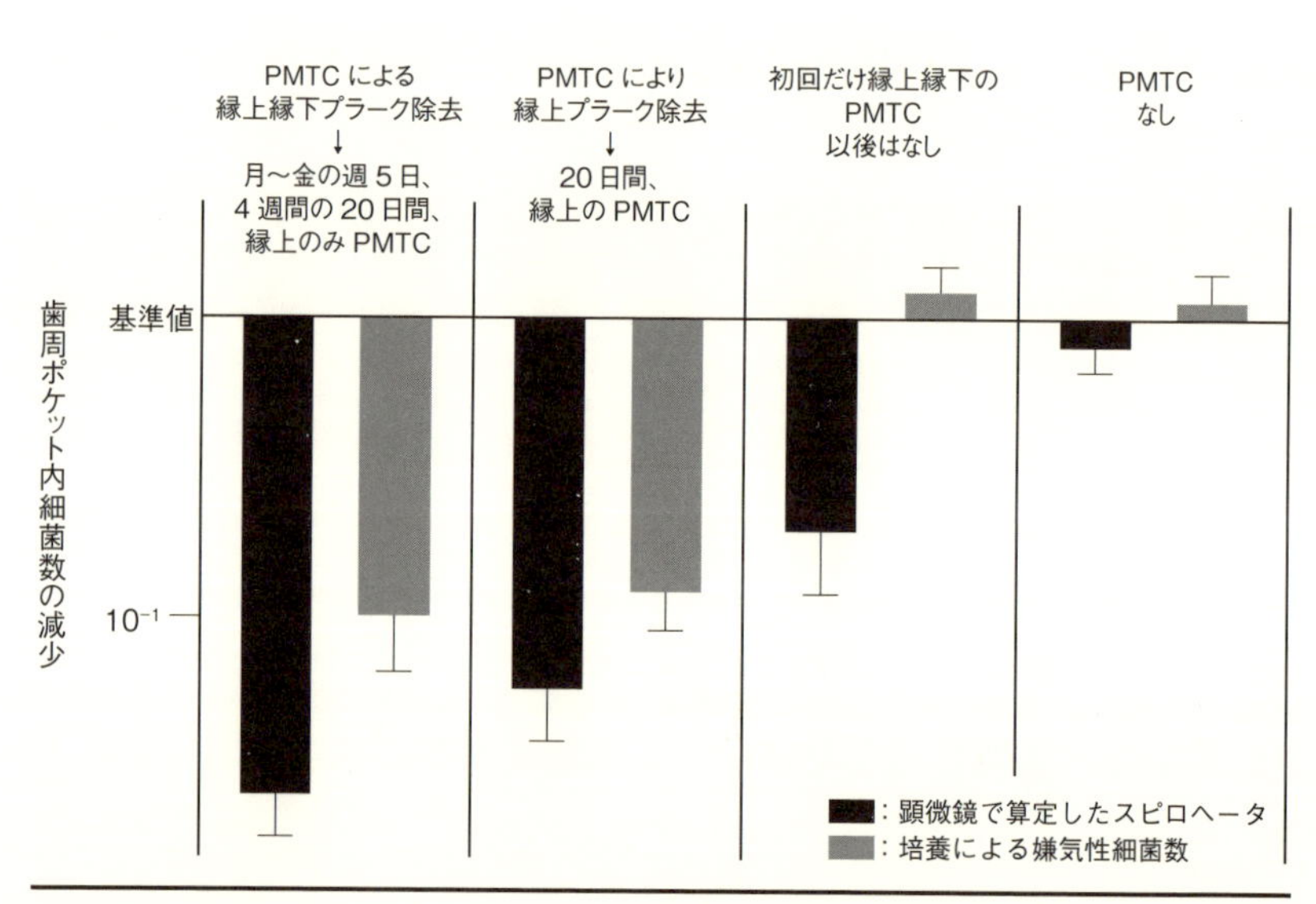

図4-8 歯肉縁上プラークに限ったPMTCの継続は、歯周ポケット内のスピロヘータと嫌気性菌数を効果的に減少させることができます。肉眼的に観察できる歯肉縁上プラークが多ければ歯肉縁下プラークにはスピロヘータを含む嫌気性菌群が多いことが示されています（文献4-15より）。

プラークの両方を除去したあと、引き続き月曜日から金曜日まで週5日間、合計20日間歯肉縁上プラークに限ったＰＭＴＣを行った患者群です。

二番目のグループは、ＰＭＴＣによって歯肉縁上プラークだけを除去したあと、引き続き20日間歯肉縁上プラークに限ったＰＭＴＣ行った患者群です。

三番目のグループは、研究開始当日に1回だけＰＭＴＣによって歯肉縁上プラークと歯肉縁下プラークの両方を除去したあと、ＰＭＴＣを実施しなかった患者群です。

四番目のグループは、ＰＭＴＣをしなかった患者群です。

本プロトコールに沿ってなされた実験終了後に歯周ポケット内サンプルの顕微鏡で算定されるスピロヘータ数と嫌気的条件下で培養した嫌気性菌数を調べました。歯肉縁上プラークに限ったＰＭＴＣを20日間にわたって行った患者群は、歯周ポケット内細菌の顕著な減少がもたらされることを示しています。研究開始当日に1回だけＰＭＴＣによって歯肉縁上プラークと歯肉縁下プラークの両方を除去したあと、ＰＭＴＣをしなかった患者群ではスピロヘータは減ったままでしたが、嫌気性菌数は研究スタート時に比べて、やや増えていました。

本臨床研究は、歯肉縁上プラークを除去し続けることによって、歯周病原細菌を減少させることを鮮明に示してくれています。歯肉縁上プラークが歯肉縁下プラーク細菌の増殖を抑えるように作用することはありえないと断言できます。

第5章

口腔細菌の家族内伝播と口腔ケア

母子感染を防ぐ努力は無駄なのか？

21世紀になって次世代シーケンサーが普通に使われるようになり、細菌フローラの研究が飛躍的な発展を遂げたことはすでに説明しました。メタゲノム解析によって、口腔細菌の70％は培養がされておらず、培養できた細菌に対しても命名されているのは20％程度に過ぎないことが判明しています。ヒトの口腔内には、数千種類の細菌がそれぞれ定着できる窪み、すなわちニッチに住み着いています。メタゲノム解析は、１５０種類程度とされるコア・マイクロバイオームがヒトの口腔内に住み着く細菌をもとにした最小の微生物集団であることを解明しました。

筆者らは、メタゲノム解析が普及する前に、小児歯科を専攻する大学院生らと子どもの口腔内へのミュータンス菌群と歯周病原細菌の定着に関する研究に取り組みました。乳歯が生えて間もなく唾液サンプルから分離できたミュータンス菌は、母から垂直感染していることを確認しています。すなわち、母子から分離したミュータンス菌株の染色体ＤＮＡ制限酵素切断パターンならびに産生するバクテリオシンパターンは一致していました（**図５－１**）。

第13章では、妊婦の膣内乳酸桿菌の伝播は、生まれてくる子を健やかに育むことを取り上げますが、本章ではミュータンス菌の母親から子どもへの伝播を防ぐことは難しいと考えていることに言及します。筆者はミュータンス菌がバイオフィルム集団となって蔓延しないようなスクロースの取り方の指導に重きを置くべきであると考えています。

3～9歳の子どもの口腔内への嫌気性グラム陰性菌の定着についても調べました。乳歯列がそろった段階から子どもの唾液サンプルにグラム陰性菌が検出され、永久歯列になると歯周病原細菌の検出される割合が上がってきます。フソバクテリウム・ヌクレアタムが検出されることに相関してレッドコンプレックスを構成するポルフィロモナス・ジンジバリス、ターネレラ・フ

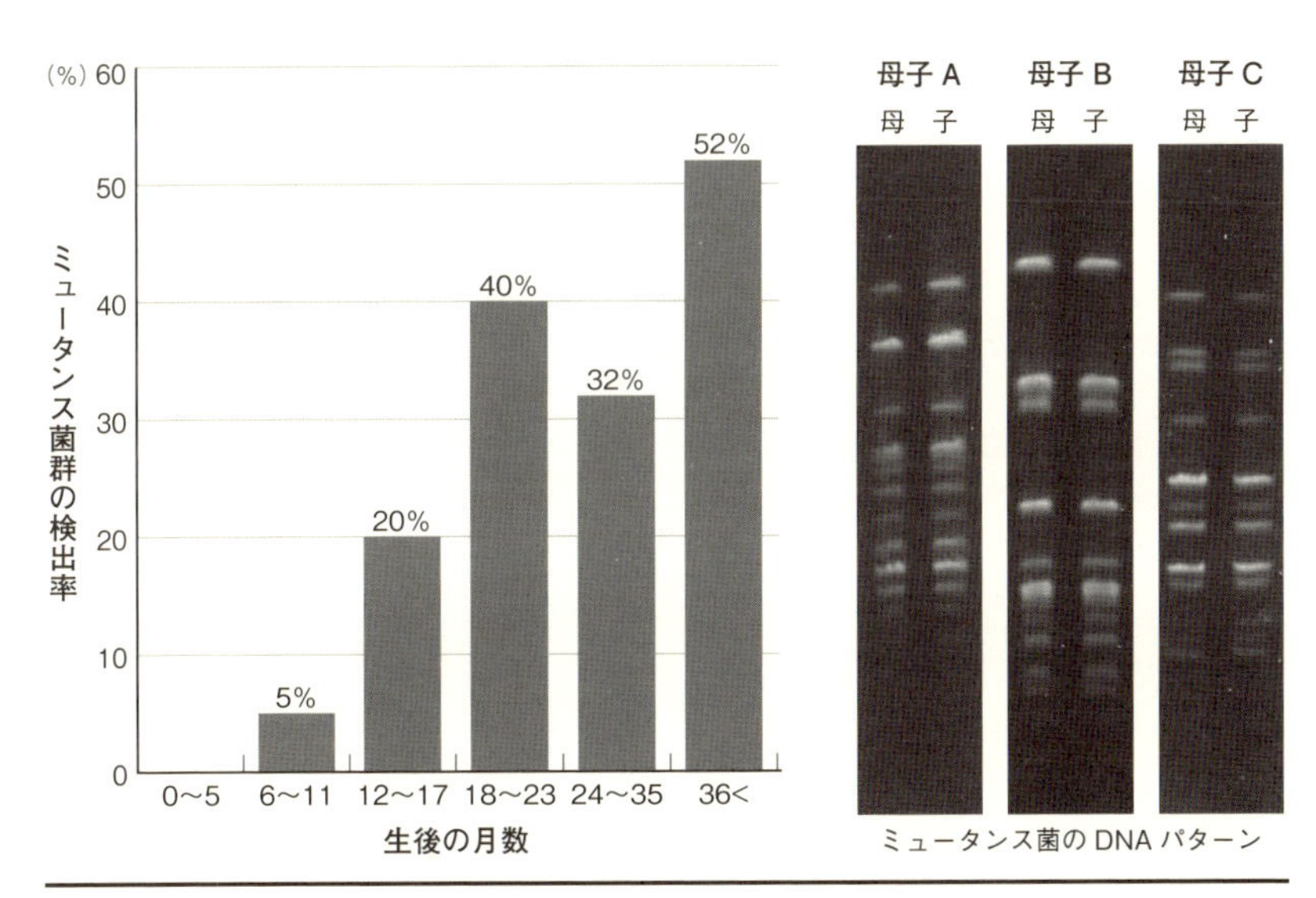

図5-1 左のグラフは、生後36カ月までの唾液に検出されるミュータンス菌群の検出率です。右の画像では母子A、B、Cにおいて分離したミュータンス菌のDNA切断パターンが母と子で一致していることから母子感染であることを示しています（文献5-2より）。

ォーサイシア、トレポネーマ・デンティコーラの定着率は、徐々に上がってくることが分かりました（図５－２）。

夫婦間の歯周病原細菌の伝播が教えるもの

大学病院などに通院する夫婦の歯周病患者のポルフィロモナス・ジンジバリスの伝播について検討しました。夫婦そろってポルフィロモナス・ジンジバリスを分離することができた14組のカップルは、ともに歯周ポケットが４㎜以上の部位が４カ所以上ある患者でした。カップルから分離したポルフィロモナス・ジンジバリス株の染色体DNA制限酵素切断パターンを比べたところ、６組は同じ菌株であると同定さ

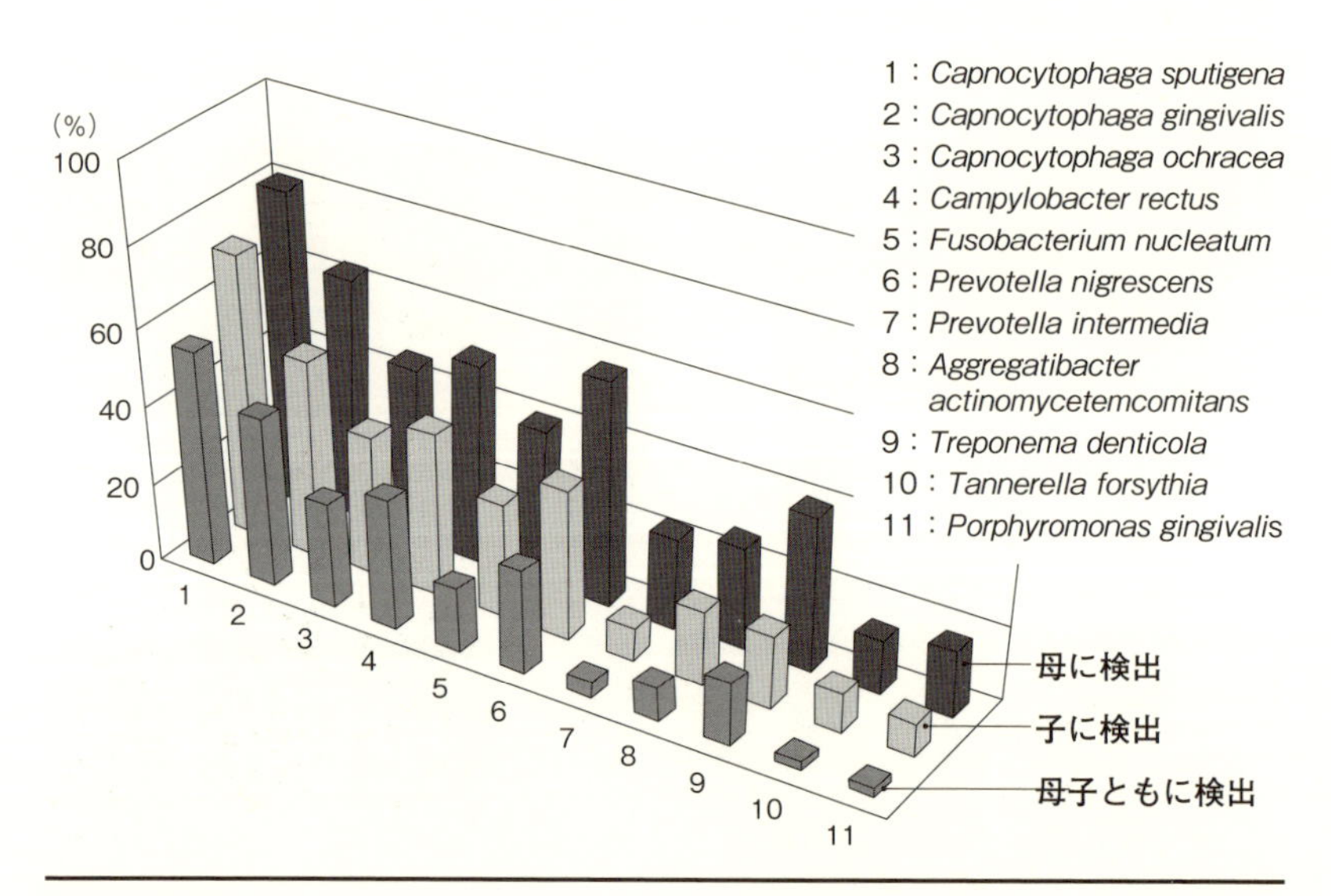

図5-2 3歳児から9歳児までの子ども43人とその母親の唾液サンプルからのグラム陰性の11菌種の検出率です。それぞれの菌種の子どもサンプルの検出率は、高い割合で母親の検出率に相関しています（文献5-3より）。

れ、8組は異なる菌株に感染していると同定されました(図5－3)。

注目されたのは、夫婦から検出された同一DNAパターンのポルフィロモナス・ジンジバリス菌株は、そろって細胞侵入性が高いFimⅡタイプの線毛を有するものでした。このことは、より強い病原性を持つポルフィロモナス・ジンジバリスは夫婦間で伝播することを示しています。

ついでながら、この研究内容を講義した際に「FimⅡタイプの持った患者はキスの回数はどれくらいでしたか?」との質問を受けたことがあります。「キスで細菌が伝播することは、よく知られています。米国の研究には、ディープキスで平均8千万個の細菌が

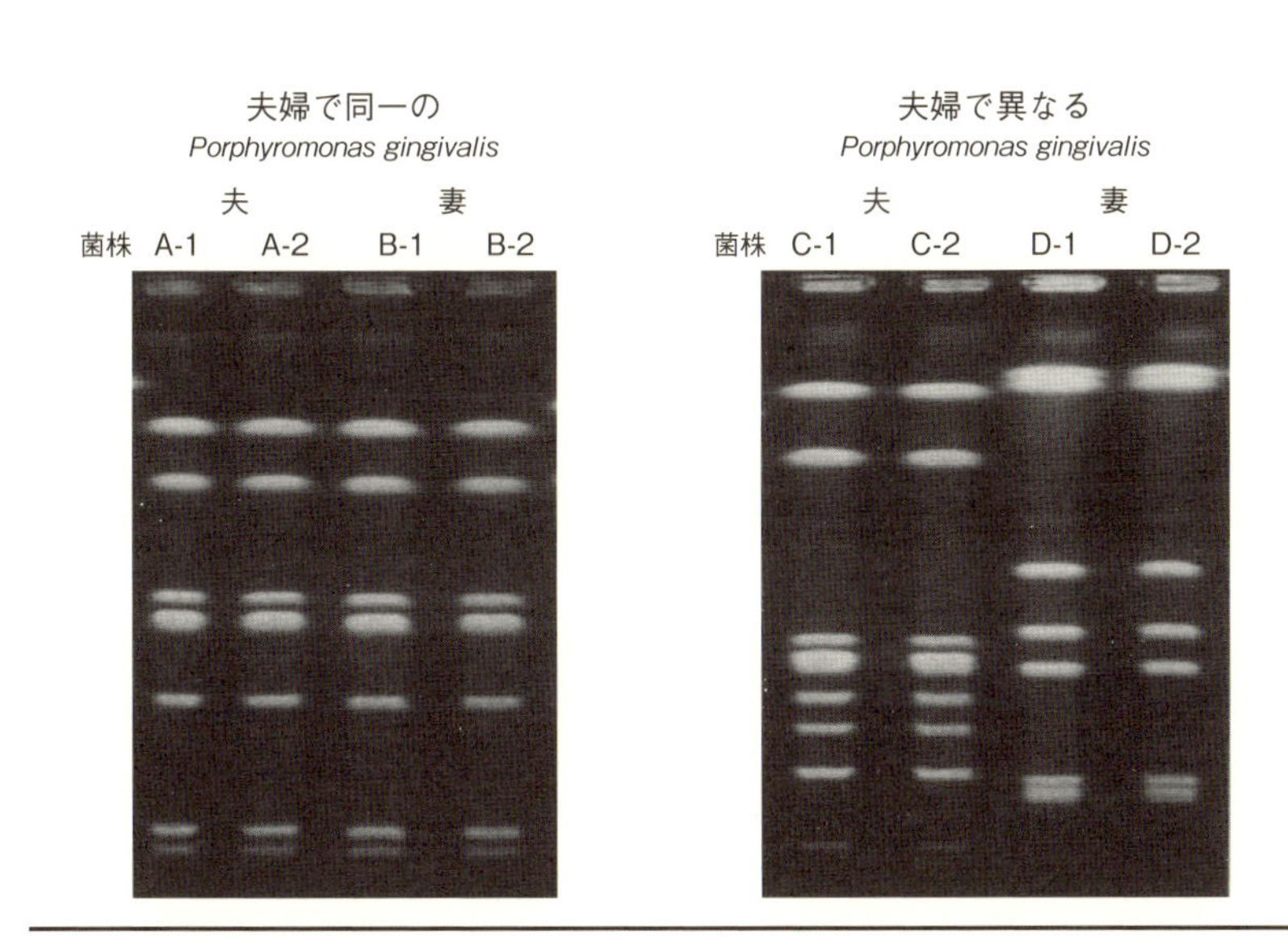

図5-3 夫婦間でポルフィロモナス・ジンジバリスが伝播しているか、分離した染色体DNA制限酵素切断パターンを調べた結果です。6組は同じ菌株と判定され、夫婦間での伝播があることが分かります(文献5-4より)。

やり取りされるというデータがあります。私たちは患者からサンプルを提供してもらうためには、大学の倫理委員会をパスしたうえで、患者のインフォームドコンセントを得なければなりません。研究者の関心事だけで患者にキスの回数を聞くことは許されません」と答えたことがありました。

歯周病原細菌の母子感染が普遍的にみられることや夫婦間での伝播の状況をみると、家族全体で口腔ケアについて考えて、歯周病予防に取り組むべきことが示されます。また、今後、歯周病予防にもメタゲノム解析が組み込まれていくものと考えています。

第6章 免疫防衛機能を撹乱させて居座る口腔細菌

免疫防御機構はグリコカリックスにお手上げ

私たちの免疫防御機構には、生まれながらに持つ非特異的に応答する自然免疫と、生後に成立する特異的な獲得免疫があり、これらが侵入病原体を排除するように働いています。

体液中に存在する補体やリゾチウム、ラクトフェリン、ディフェンシンなどは、自然免疫物質として病原体の排除に働いています。また、侵入病原体に迅速に応答して排除するナチュラルキラー（NK）細胞も自然免疫です。

一方、特異的に侵入病原体に結びつく抗体の産生や、侵入した病原体の情報を受け取り、その細胞を排除する機構は獲得免疫です。

自然免疫である樹状細胞やマクロファージ（Mφ）は、Toll 様受容体で侵入病原体を察知してNK細胞に伝えます。NK細胞は、迅速に応答して侵入病原体を排除するように働きます。ウイルスは感染した宿主細胞のたんぱく質合成系やエネルギーを使って複製する病原体ですから、その宿主細胞が死滅すればウイルスは仲間を増やすことができません。NK細胞は、ウイルス感染細胞に小さな孔を開けたりして細胞を死滅させる結果、ウイルスは複製することができず排除されてしまいます。

Toll 様受容体は、自然免疫と獲得免疫の橋渡しの役割も果たしています。マクロファージなどによる侵入病原体の情報は Toll 様受容体を介してナイーブT細胞（Th0 細胞）に伝えられます。Th0 細胞は、Th1 細胞、Th2 細胞、Th17 細胞などに分化するとともに、それぞれサイトカインでコミュニケーションをとりながら、細胞傷害性T細胞（キラーT細胞）による攻撃を誘導します。また、B細胞から形質細胞（プラズマ細胞）へと成熟させて抗体産生を誘導して侵入病原体の攻撃を開始させます。

細菌の千倍もの大きさのマクロファージなどは、バイオフィルムとなった細菌集団を貪食することができないため、自然免疫を発動させることができません。また、デンタルプラーク細菌を抗原として認識して提示できないため、獲得免疫も働きません。

特異的に侵入抗原に結びついて抗体を産生する免疫担当細胞は、たんぱく質抗原に対して応答しますが、デンタルプラークの多糖体からなるグリコカリックスや内毒素であるＬＰＳに対しては応答できません。したがって、多糖体に対する抗体産生は発生しません（**図６－１**）。

免疫担当細胞を攻撃する歯周病原細菌

免疫担当細胞は、適切なサイトカインを過不足なく出して細胞同士でコミュニケーションをとりあって正常な免疫機能を果たしています。異常な反応を起こさないように働く制御性T細胞(Treg 細胞)は、アレルギー反応にブレーキをかける重要な役割を果たしています。また、ナイーブT細胞から分

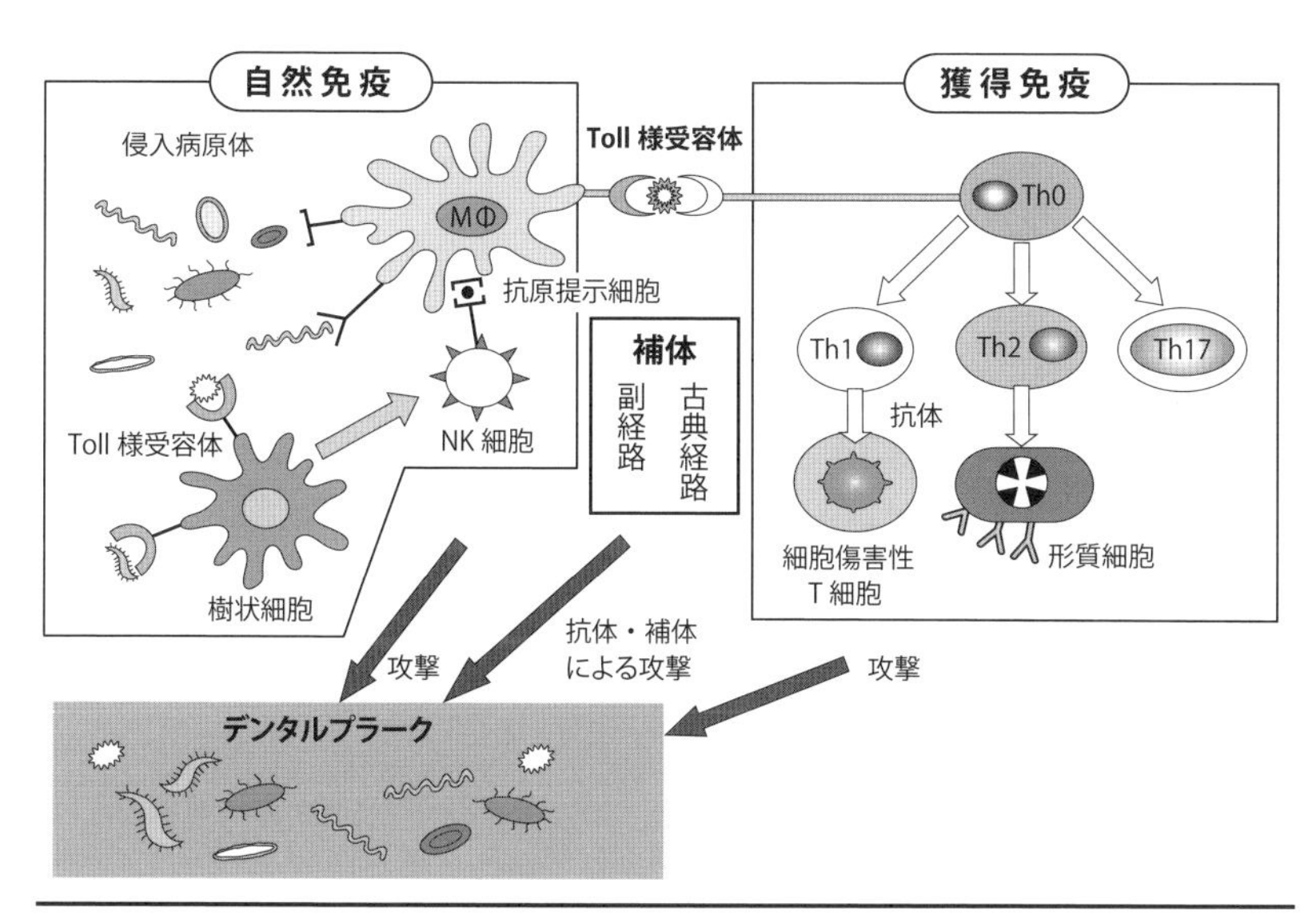

図 6-1 生まれながらに持っている自然免疫と生後に成立する獲得免疫は、互いに連携して侵入してくる病原体の排除に働いています。病原体はToll様受容体を持つマクロファージに取り込まれて，その抗原情報が獲得免疫に伝えられ防御機能が働きます。しかしながら、グリコカリックスで覆われるバイオフィルムに対しては、効果的に防御機能を果たすことはできません。

化したTh17細胞は、自己免疫を起こさないように作用しています。

免疫応答におけるTh1細胞とTh2細胞は、お互いの産生するサイトカインによってバランスをとりながら働いています。Th1細胞群は主として細胞性免疫によって細胞内に感染する病原体を攻撃してくれます。一方、Th2細胞はB細胞に働きかけて抗体産生を誘導して体液性免疫として細胞外の病原体を攻撃します。

このバランスが崩れて、Th1細胞が劣勢になってしまうと、Th2細胞がB細胞を活性化させてIgE抗体を介した喘息、花粉症などのアレルギーが誘発されてしまいます

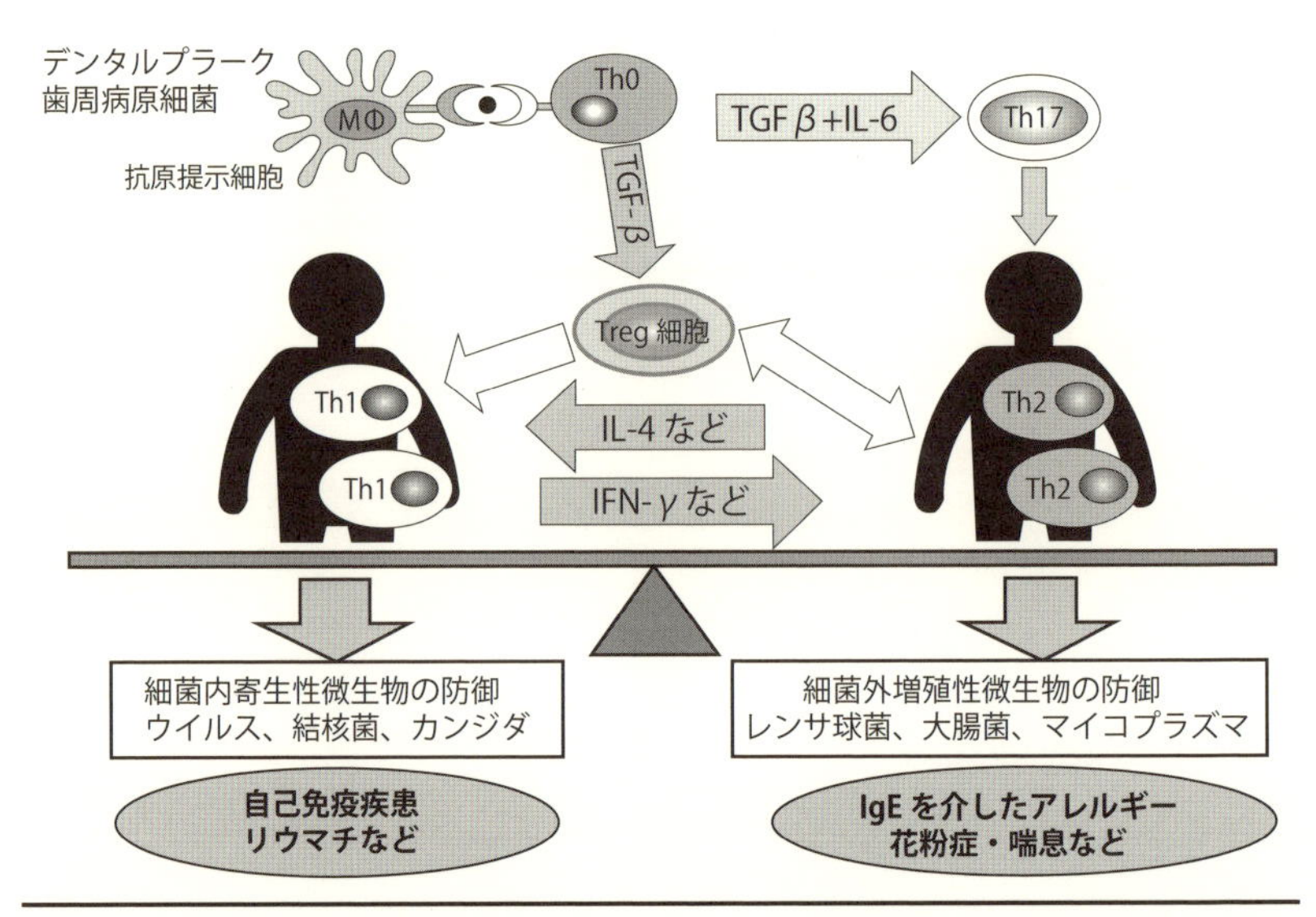

図 6-2　主に Th1 細胞群による細胞性免疫防御機能と Th2 細胞群によって起きる体液性免疫防御機構は、Th0 細胞などの支配のもと，それぞれのサイトカインでバランスをとっています。Th1 細胞群が優勢になると細胞性免疫による感染防御に働くものの、自己免疫疾患が起きやすくなります。Th2 細胞群が優勢になると体液性免疫防御が働きますが、IgE 抗体産生によるアレルギー疾患が起きやすくなってしまいます。

（図6－2）。

歯周病原細菌は菌体周囲にグリコカリックスからなる莢膜多糖体をまとったうえに、バイオフィルム集団になって食細胞から逃れています。さらに、免疫担当細胞を直接傷害することによって歯周局所で感染を拡大させること、血流中に入り込んでさまざまな疾患の引き金となったり、増悪をもたらすことも解明されてきました。

体液中に存在する補体は、侵入細菌を食細胞に集めて殺菌させます。また、侵入細菌の細胞壁に小さな孔を作って殺してくれます。ところが、ポルフィロモナス・ジンジバリスのジンジパイン酵素は、補体を分解してしまうことが解明されています。

トレポネーマ・デンティコーラのデンティリン酵素は、食細胞を傷害する免疫抑制因子です。ついでながら、今でも感染が拡大している梅毒病原体であるトレポネーマ・パリダム（*Treponema pallidum*）は、免疫応答によって排除されることなく、自然に治癒することはありません。1960年代には「がん一代、梅毒末代」の広告が、電柱や電車内に貼り付けてありました。梅毒トレポネーマは免疫応答によって排除できないことを如実に示したポスターでした。

アグリガティバクター・アクチノミセテムコミタンスの産生するロイコトキシンは、マクロファージを傷害して抗原提示細胞としての働きを阻害して防御性免疫応答を起こさせません。

歯周ポケット内細菌は、多種・多彩な手段で免疫防御機能を回避する懲りない面々です。

第二部

マイクロバイオーム
崩壊の恐怖

第7章

健康を支えるマイクロバイオーム研究の最前線

「乳酸桿菌で長寿」を唱えたメチニコフの業績

ウクライナで生まれたイリヤ・メチニコフ（1845～1916年）は、ルイ・パスツール、ロベルト・コッホらと並んで細菌学・免疫学の発展に貢献し、1908年にノーベル生理学・医学賞を受けています。メチニコフが100年以上前に唱えた「老化は腸内腐敗によって加速されるため、乳酸桿菌のヨーグルトを食べて腐敗を防ぐべきである」という考え方は、今日のアンチエイジング戦略などに組み込まれているプロバイオティクスの先駆けでした。

メチニコフの生涯は、波乱万丈でした。ミュンヘンなどで生物学や動物学を学び、22歳でウクライナのオデッサ大学の講師として迎えられました。24歳で結婚しましたが、献身的に尽くしてくれた愛妻は結核で他界してしまいます。そのショックを癒すために旅行しながら、大草原のモンゴロイドの発生学を人類学に応用した研究論文を発表して教授に昇格し、裕福な家庭に生まれた才女で研究に協力してくれた伴侶を再び得て、研究生活に没頭しました。

しかし、メチニコフは、真理は何かを追求するために懐疑的であったり教授仲間に批判的であったりしたため大学を追われることになり、自殺を試みました。その手段は、家族に自殺と思わせないための驚嘆すべき方法を用いていました。シラミやダニに寄生するボレリアスピロヘータに感染して回帰熱を発症した患者の血液を、自分に注射したのです。そのときメチニコフは、高熱を発して一時危篤状態に陥りながらも自分の血液に回帰熱病原体が存在することを確認しました。結局、死に至ることはなかったものの、それらの奇矯な行動などで、大学を再び追われてしまいました。

しかしメチニコフの研究意欲は衰えることなく、私費で設立した研究所やオデッサに設立された細菌研究所でも研究を続けました。メチニコフは、ブルガリアの留学生から「酸っぱいヨーグルトを常食する人たちは健康で100歳以上の長寿者が多いこと」を聞いたことから、そのヨーグルトから分離した乳酸桿菌をブルガリクス菌と名付け、これを腸内に送り込むことが健康を支える、と唱えました。そして、1920年代に乳酸桿菌を含む錠剤や飲料が販売されるようになり、多くの医学雑誌に「乳酸桿菌は驚きのパワーを発揮する。心と身体の不調を消して活力をもたらす」と掲載されるようになりました。

しかしながら、「なぜ、乳酸桿菌がそのようなパワーを発揮できるのか」、その根拠に乏しいとの批判が相継ぎました。さらに、「心の病まで有害な細菌の所為にする」ことはとんでもないとの不評が沸いてしまいました。

当時、オーストリアの精神分析学者のジークムント・フロイトが唱えた「エディプスコンプレックス」理論が広く受け入れられていました。フロイトの唱えたこの理論は、ギリシャ神話にあるエディプス王が父親から母親を奪って手に入れたという物語になぞられたものです。息子は無意識のうちに母親を手に入れたいと思うのですが、その際に最も邪魔となる父親を排除したいと考え、この動機が行動への原動力や無意識的な葛藤を生むというものでした。そして、エディプスコンプレックスを鵜呑みにした米国の傲慢な医師が、信じられない事件を起こしてしまいました。ある精神状態が撹乱していた患者に対して、腸内の悪玉菌がエディプスコンプレックスをもたらすとして、大腸摘出手術を行い、死に追いやってしまったのです。この驚くべき出来事は、当時のプロバイオティクス戦略を萎縮させてしまいました。

マイクロバイオーム研究の夜明け

若くしてハーバード大学の教授となった天文学者のカール・セーガン（1934～1996年）が、宇宙の起源から生命の誕生までを取り上げた『コスモス』では、地球の歴史を1年に置き換えてそのスケールを示しています。この尺度によると46億年前の地球の誕生は元日となり、細菌の出現は2月下旬で、現代人は新しい年を迎える寸前に出現したと説明されています。

DNAがメッセンジャーRNAに読み取られて、リボソームでアミノ酸がつながれてたんぱく質が作られるセントラルドグマによって、あらゆる生命が脈々と受け継がれています。このセントラルドグマは、私たちを生み出した基本原理であることから、人類を育んだのは単細胞の細菌であることに疑いの余地はありません。

ヒトには、自分たちを形作る約37兆個の細胞の数倍に達する細菌が住み着いています。今までヒト口腔内に1千種類の細菌が住み着くと説明されてきましたが、メタゲノム解析によって、培養できないものを含めると、5千種に及ぶことが分かってきました。そして、地球上には数万種どころか億単位の種類に達する微生物の存在が明らかになってきました。

私たちの腸管、口腔、皮膚などや、生活する場所に住み着く細菌を含む微生物の集団は、マイクロバイオームと呼ばれます。私たちに住み着くマイクロバイオームは、私たちの生活環境と複雑に相互作用しあって健康に貢献しています。すなわち、私たちの身体に住み着く100兆を超える細菌とヒトの37兆個の細胞の築くコンソーシアムである共同事業体は、私たちの健康維持に欠かせないことが明らかになってきたのです。

生態的均衡を保っている腸内善玉菌フローラのマイクロバイオームは、腸管で作られるセロトニン産生能力を刺激して脳の活性化もたらし、免疫担当細胞に語りかけてこれを賦活化させることによって感染やがん、さらにはアレルギーの予防に貢献してくれています（**図7-1**）。

一方で健康維持に貢献するマイクロバイオームの善玉菌が減って悪玉細菌群が優勢になるのは、ディスバイオーシスと呼ばれます。腸内のディスバイオーシスは、免疫反応やホルモン分泌を撹乱して健康破綻をもたらすことが解明されてきました。

腸内細菌は免疫担当細胞とクロストークする

腸内マイクロバイオームは、人体最大の免疫臓器である小腸の粘膜に集積する免疫担当細胞とクロ

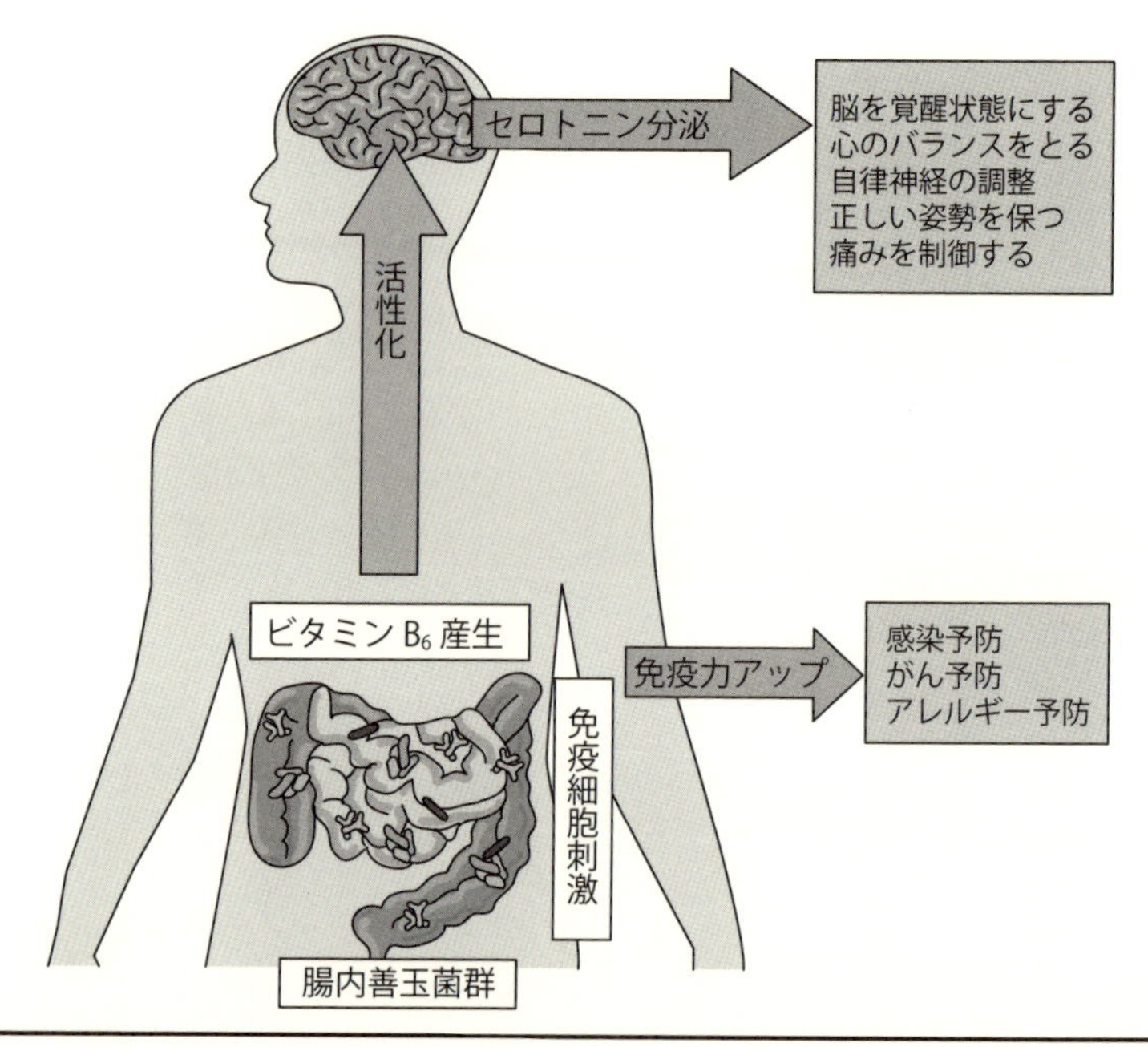

図 7-1 腸内善玉菌の作るビタミンB_6は脳内でトリプトファンから合成されるセロトニンの分泌を活発にして幸せホルモンのように働かせています。また、免疫担当細胞を刺激して免疫のバランスを整えてくれます。

ストークすることによって、免疫を調整しています。腸内マイクロバイオームを構成する細菌は、腸管粘膜に集まるマクロファージ、NK細胞、T細胞群、B細胞に語りかけるようにして影響を与えます。このような細菌と免疫細胞のクロストークが免疫応答の調節になくてはならないことは、無菌飼育マウスを使った実験などで明らかにされてきました。

しかし、腸内細菌フローラに悪玉細菌が蔓延するディスバイオーシスは、免疫担当細胞と善玉菌群とのコミュニケーションを破綻させて、アレルギー疾患や自己免疫疾患を引き起こしてしまうことが立証されてきました。

異常な反応を起こさないようにコントロールしているのが制御性T細胞（Treg細胞）です。人体における最大の免疫器官である小腸で発達する制御性T細胞は、花粉や食べものなどに対するアレルギー反応にブレーキをかけ、免疫が自分の臓器や細胞を間違って攻撃しないようにする「免疫寛容」にも重要な役割を果たしています。

腸内の乳酸桿菌は、制御性T細胞を増殖させてTh細胞群を制御する働きをすることが明らかにされました。すなわち、乳酸桿菌は免疫担当細胞とクロストークして炎症やアレルギーを抑えることが解明されているのです。また、Th17細胞も腸内善玉菌の働きを間接的に受けるため、自己免疫疾患の発症を抑えることも立証されています。

マウスに食物繊維が多い食事を与えると代謝産物の一つである酪酸の産生量が高まり、制御性T細胞への分化誘導が刺激されます。すなわち、食物繊維の多い食事を摂ることで腸内細菌の活動が高まった結果、多量の酪酸が作られて炎症抑制作用のある制御性T細胞を増やすことになるのです。代表的な酪酸産生菌は、フィーカリバクテリウム・プラウスニッツィイ（*Faecalibacterium prausnitzii*）や嫌気性菌のクロストリジウム・ブチリカム（*Clostridium butyricum*）などです。これらの細菌群は、免疫担当細胞とクロストークすることによって免疫応答のバランスを整えてくれています。

健康な状態の腸内マイクロバイオームが、偏った食事や中長期の抗生物質内服によって破綻するとディスバイオーシス状態になります。こうなると、制御性T細胞やTh17細胞のバランスが破綻し、

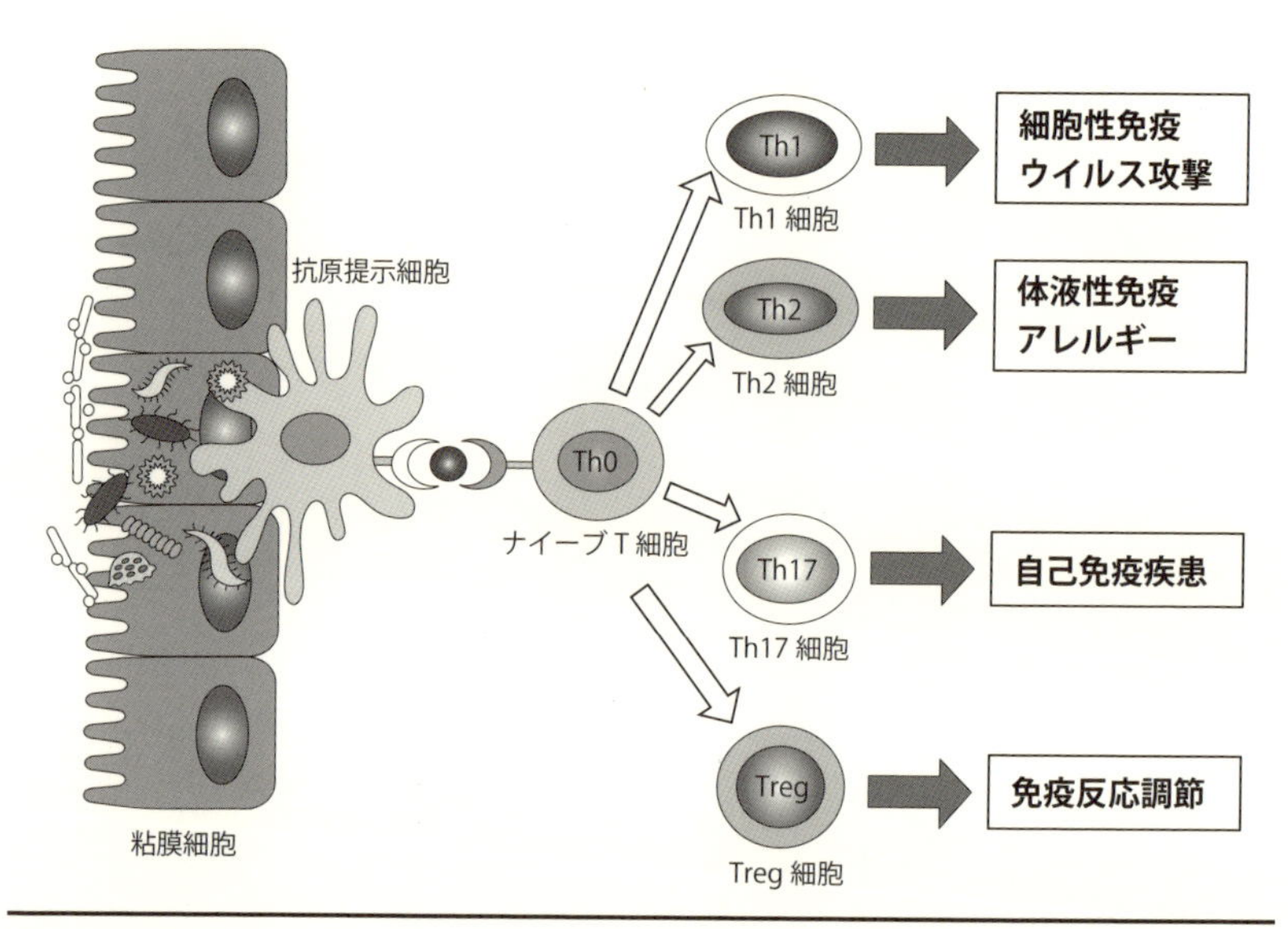

図7-2 腸内マイクロバイオームは、最大の免疫臓器の小腸に集積する免疫担当細胞とクロストークして分化誘導を促して免疫応答のバランスをとっています。ディスバイオーシス状態では、免疫を制御するTh17細胞やTreg細胞などのバランスが崩れアレルギーや自己免疫疾患の引き金になってしまいます。

アレルギーや自己免疫疾患が誘発されてしまいます（図7－2）。

口腔内ディスバイオーシスの脅威

腸内細菌フローラの破綻によるディスバイオーシスは、「腸内毒素症」と訳されることがあります。腸内フローラに増加する悪玉細菌が宿主細胞群を撹乱させて健康破綻をもたらすものです。しかし、腸内悪玉菌が腸内から直接血流に入り込んでしまうことは滅多にありません。

口腔内細菌数は腸管内細菌数に比べて100分の1以下ですが、口腔内ディスバイオーシスの脅威は、歯周病原細菌などが歯周局所から頻繁に血流に入り込んで健康破綻をもたらしてしまうことです。腸内フローラの酪酸産生菌が免疫細胞のバランス調整に貢献することは前述しました。しかしながら、歯周ポケット内のフソバクテリウム・ヌクレアタムなどの増加によるディスバイオーシスは、酪酸産生を高めて口臭の原因になるだけでなく、免疫反応を撹乱させて歯周組織破壊を加速させてしまいます。

次世代シーケンサーを組み込んでのメタゲノム解析は、加齢に伴って歯周ポケット内にディスバイオーシスが起きやすいことを明らかにしました。健康破綻へのスパイラルを引き起こしてしまう口腔内ディスバイオーシスを起こさせない視点は、今後の８０２０運動にこそ持たせなくてはならないと考えています。

第8章

抗生物質によるディスバイオーシスがもたらす健康被害

抗生物質濫用の警告として『沈黙の春』を読み直す

ナポレオンが率いる総勢60万人のフランス軍が1812年の厳冬期にロシアへ遠征した際、コロモジラミが媒介する発疹チフスがフランス兵に蔓延しました。発疹チフスに罹患すると、高熱が出て筋肉痛、意識障害、昏睡状態に陥ります。こうした症状によって兵士たちはとても戦闘どころではなくなってしまい、結局、フランス軍はロシアから撤退せざるを得なくなってしまいました。死亡率が20～30％にも達する恐ろしい発疹チフスはナチスのユダヤ人収容所などでも流行し、『アンネの日記』のアンネ・フランクもこの感染症により死亡しています。

わが国でも1943年頃から発疹チフス患者が急増し、1946年には患者数3万2千人、死者3千人を超えました。当時、発疹チフスの蔓延を阻止するためのコロモジラミ退治に使われたのは、有機塩素系の殺虫剤DDTでした。幼少時代、DDTが噴霧されて筆者の坊主頭も真っ白にされました。

ところが、発疹チフスの蔓延を阻止したDDTは残留毒性が強いことから、今度は自然破壊をもたらしてしまいました。1962年に米国で出版されたレイチェル・カーソンの『沈黙の春』は、DD

Tをはじめとした殺虫剤を飛行機で大量に散布したために昆虫、鳥、動物、魚、植物、地下水、川、海、土壌などが汚染されて人間にも被害を及ぼしていることを、数多い具体例を挙げて示したものです。人間が自然をねじ伏せようとする戦略こそ、自らの禍（わざわい）を招くことを明らかにした衝撃的な作品でした。ちょうどこのころ、わが国では「公害」という言葉が使われるようになったことと相まって、『沈黙の春』は多くの大学生が夢中になって読んだ本でした。

20世紀後半になると次々に抗生物質が開発され、病原性細菌の脅威はなくなったとさえいわれましたが、抗生物質への耐性を獲得した細菌は逆襲に転じています。新しい抗生物質は標的の細菌を死滅させますが、耐性を獲得した細菌は生き残り、瞬く間に増殖・拡大してしまいます。前書『史上最大の暗殺軍団デンタルプラーク』では、抗微生物製剤を化学療法剤、合成抗菌薬、抗生物質と区別しましたが、本書では抗生物質として解説します。

わが国では動物性脂肪摂取量の増加や運動不足など生活習慣の変化に伴って、肥満・糖尿病患者は1千万人近くと推定され、その増加にも歯止めがかかっていません。そのうえ抗生物質の内服は、腸内マイクロバイオームを破綻させてディスバイオーシスをもたらし、そのことが肥満・糖尿病を悪化させることが明らかになっています。本章では、抗生物質がもたらすディスバイオーシスが肥満と糖尿病を誘発することを解説した最新の研究を紹介します。

肥満・糖尿病の激増に加担する抗生物質

1950年代の米国では都市人口の爆発的増加があり、市民からは安い食肉への要望が高くなっていました。そんななか、ニワトリに抗生物質を投与すると成長が50%も早くなることを偶然に科学者が知りました。そして、抗生物質によるニワトリの成長促進を天からの贈りものとして受け取った米国の畜産業者は、ウシ、ブタ、ヒツジ、七面鳥の飼料にも抗生物質を加えて、食肉を低コストで生産し始めました。

家畜の感染症リスクも低くなることもあって、現在の米国で生産される抗生物質の70%が家畜用として与えられています。現在、家畜への抗生物質投与をストップすれば、ニワトリ、ウシ、ブタそれぞれ1.5倍の飼育が必要になると試算されています。

WHOは、畜産業における抗生物質使用がもたらすさまざまな影響を防止すべきと提言しています。実際に、北欧やEU諸国では畜産業での抗生物質の使用を制限し、出荷前1週間程度は抗生物質が加えられた飼料を与えないことによって、肉類への混入を防ぐ対策などが実施されています。

わが国では、2011年には約1500トンの抗生物質が作られ、その半分以上が家畜に使用されていました。水産業者は養殖魚の飼料に抗生物質を加えて、脂が乗ったおいしい魚の提供を続けています。

ついでながら船釣は筆者の趣味の一つですが、釣り上げて喜んで持ち帰った天然のハマチなどは、スーパーで購入する抗生物質を与えられて育った魚に比べ脂の乗りが少なく、がっかりします。

以下は誤った情報の余談ですが、「養殖ハマチに含まれている抗生物質のおかげで風邪が治った」との根拠のない情報がインターネットで流れています。200種類を超える風邪ウイルスに有効な抗生物質はありません。誤った情報を氾濫させない規制が必要です。

デブ菌を増やす抗生物質の内服

私たちは食べた栄養源の約80%を小腸で吸収し、吸収されなかったものは大腸を通過して排泄されます。この仕組みのなかで、腸内細菌は免疫担当細胞などとクロストークして免疫をコントロールしセロトニン産生を促すことは、前の章で説明しました。腸内細菌フローラのマイクロバイオームには、食べものの吸収を制御する働きがあることも明らかにされてきています。

こうした腸内細菌には、食べものをどんどん溜め込む肥満菌、いわゆる「デブ菌」と、無駄に吸収しないで健康な働きをする「ヤセ菌」が存在します。「デブ菌」の代表的なものが、グラム陽性菌のファーミキューテス菌群です。一方、「ヤセ菌」の代表的なものが、嫌気性でグラム陰性菌のバクテロイデス菌群です。デブ菌もヤセ菌も、いわゆる善玉菌群や悪玉菌群にも分類されていない日和見菌群とされています。

腸内フローラの善玉菌群は約20%、悪玉菌群は約10%、日和見菌群は約70%でバランスをとって住み着いています。腸内マイクロバイオームの理想はデブ菌よりもヤセ菌が多いことです。しかし、日和見菌のデブ菌は腸内悪玉菌に加担することが知られています。また、デブ菌群は家族内での感染経

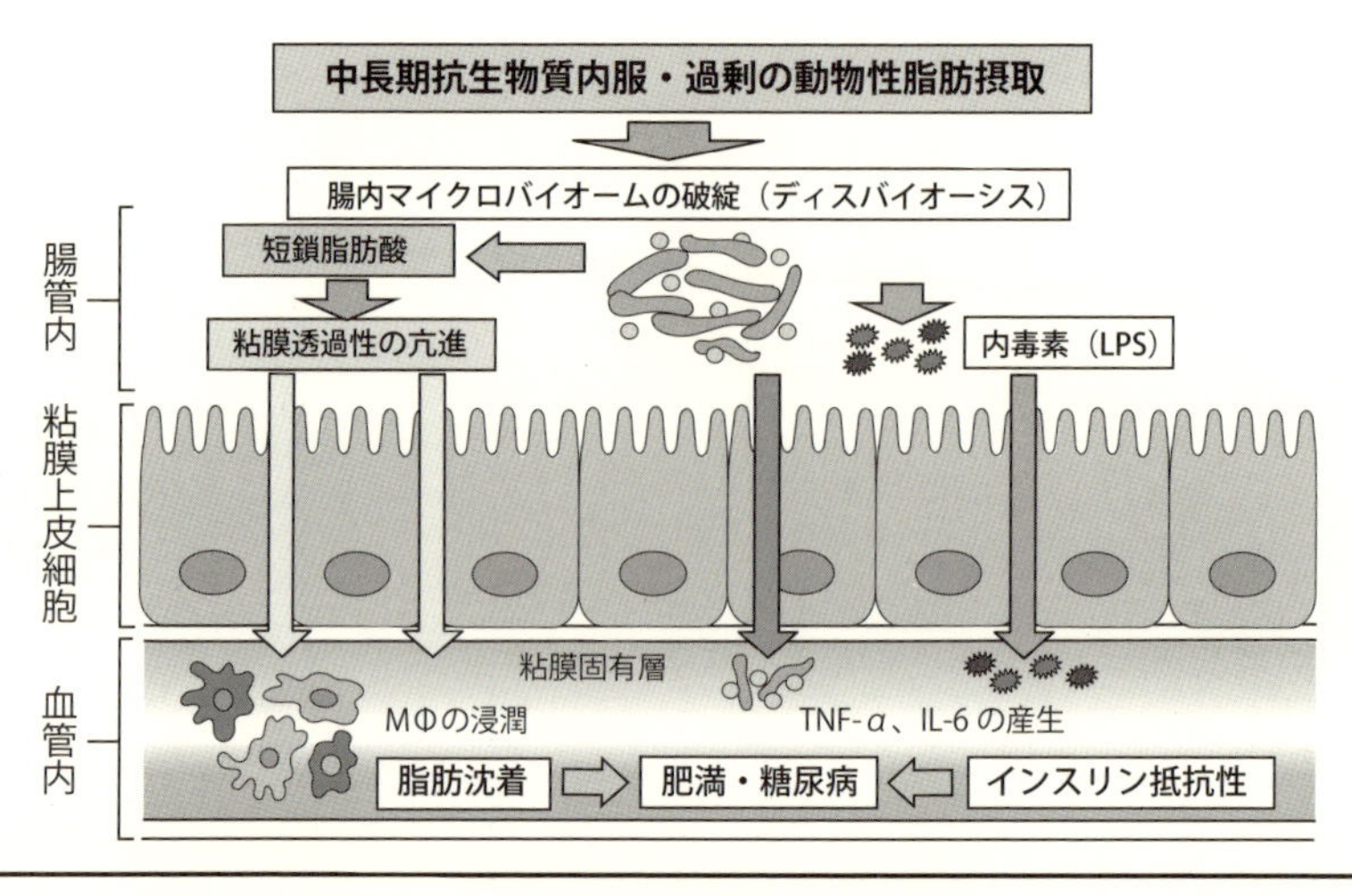

図8-1　中長期の抗生物質内服や過剰の動物性脂肪摂取による腸内ディスバイオーシスは、脂肪の沈着、インスリン抵抗性を高めて肥満・糖尿病をもたらします。

路が明らかにされており、デブ菌が優勢になりがちです。

腸内の肥満菌増加によるディスバイオーシスは、小腸粘膜細胞の透過性を高めてマクロファージなどの集積をもたらします。マクロファージは、脂肪細胞と結びつき、腫瘍壊死因子－α（TNF－α）やインターロイキン－6（IL－6）などの炎症性サイトカインを分泌させます。また、ディスバイオーシスで増えるグラム陰性細菌の内毒素（LPS）も、TNF－αやIL－6の分泌を高めます。それらの炎症性サイトカインは、細胞内へのグルコースの取り込みを阻害してインスリンに対する感受性を低下させてしまい、糖尿病を誘発することが証明されています（**図8－1**）。

耐性菌拡大へのＷＨＯからの警鐘

ペニシリンに代表される抗生物質は細菌感染症の治療に絶大な効果を発揮して、多くの人々の命を救ってきました。ところがＷＨＯによると抗生物質などへの抗菌薬耐性菌の出現と蔓延によって毎年70万人が耐性菌による感染症で死亡し、２０５０年には死者が1千万人を超えるとして、抗生物質の濫用に警鐘を鳴らしています。わが国では抗菌薬耐性菌が国際的な脅威であることを踏まえ、２０１６年に「薬剤耐性に関する検討調整会議」を設置して薬剤耐性（ＡＭＲ）対策アクションプランを発表、医療分野における抗生物質の適正な使用が急務であるとして、厚生労働省が次々に通達を出しています。

細菌の抗生物質耐性は、バイオフィルム集団になってグリコカリックスで覆われることなどによる自然耐性と、耐性遺伝子を受け取ることによる獲得耐性があります。獲得耐性は、抗生物質を分解する酵素の産生や、抗生物質が侵入できないように細胞壁を変化させたり、抗生物質を排泄する機能を高めたり、染色体やプラスミドの耐性遺伝子を取り込むことによってもたらされます（図８－２）。

メチシリン耐性黄色ブドウ球菌（ＭＲＳＡ）や多剤耐性緑膿菌（ＭＤＲＰ）はバイオフィルムを形成するうえ、耐性遺伝子を獲得しているために治療の極めて難しい感染症を起こしています。広域β－ラクタム剤、アミノ配糖体、フルオロキノロンの3系統の薬剤に対する耐性菌感染症は、高齢者を中心とした易感染性宿主に増え続けています。そのため、さらなる耐性菌の拡大を防ぐ目的でニューキノロン系やカルバペネム系の使用に届け出制度が取り入れられました。

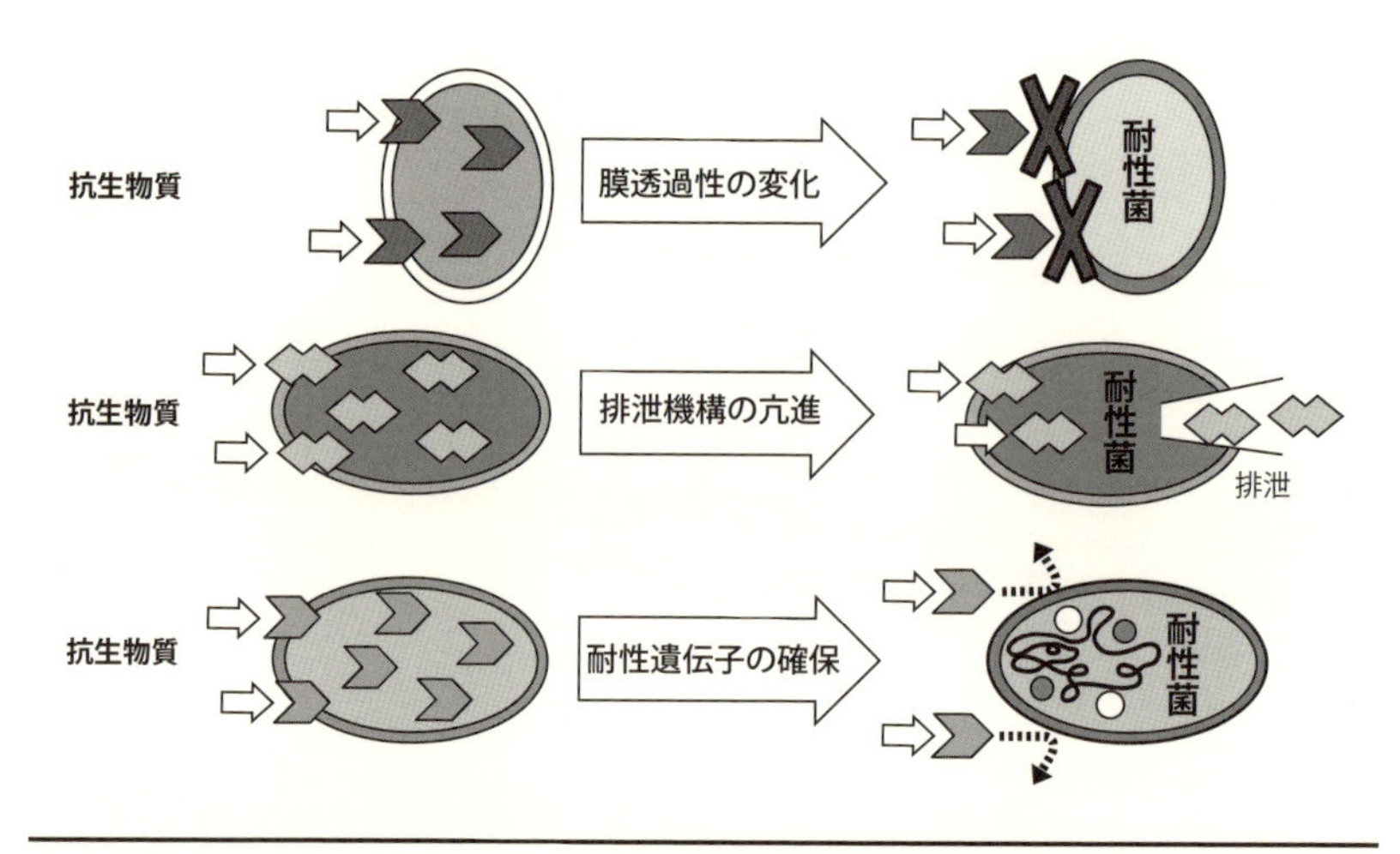

図 8-2 抗生物質に対して、膜透過性の変化、排泄機構の亢進、耐性遺伝子の取り込みによって耐性を獲得します。

風邪ウイルスの感染で防御免疫応答が低下することがあります。その隙間をついて、口腔・咽頭細菌が気管支炎や肺炎を引き起こすことがあります。そのため、わが国では口腔・咽頭細菌を標的とした抗生物質の投与がなされてきています。セファロスポリン系のフロモックス®、フルオロキノロン系クラビット®、14員環マクロライド系クラリスロマイシンのクラリス®などです。これらの抗生物質は、重篤な細菌性肺炎などの抗菌薬療法に欠かすことができませんが、風邪ウイルスやインフルエンザウイルスには全く効きません。そのため、２０１7年に厚生労働省は『抗微生物薬適正使用の手引き』を作成して、軽症の風邪や下痢などにはこうした薬剤を使わず、重症の細菌感染症に限って使用するよう勧めています。

風邪ウイルス感染の乳幼児に抗生物質が不要であると判断され、その旨を説明し、療養上必要な指導を行った場合、2018年4月から新たな診療報酬が加算されることになりました（小児抗菌薬適正使用支援加算）。さらに、病院内で抗生物質を適正に使うように教育し、耐性菌の発生を調べたりするチームを設置した場合にはさらに加算されるという、新しい制度も導入されました（抗菌薬適正使用支援加算）。

ディスバイオーシスがもたらす菌交代症は医原病

正常な働きをするマイクロバイオームは、複数の細菌種が一定の均衡を維持しています。ところが、中長期の抗生物質使用は、通常では少数の細菌やカンジダなどを異常に増やしてしまう菌交代現象を起こし、症状が現れることで菌交代症となります。抗生物質の使用によるディスバイオーシスでもたらされる菌交代症は医原病といえるものです。

偏性嫌気性のクロストリジウム・ディフィシル（*Clostridium difficile*）は、多くの抗生物質に耐性があります。本菌は腸内マイクロバイオームの構成菌としてトラブルを起こすこともなく、かといって有益なことをしてくれることもない日和見菌です。ところが、抗生物質の内服使用が長期にわたると、異常に増殖して牙をむいて菌交代症を起こします。クロストリジウム・ディフィシルの菌交代症としての偽膜性腸炎や下剤症は総じてクロストリジウム・ディフィシル感染症とされるようになりました。わが国でも小児や高齢者で増えている医原病です。

十分な食料がなかった時代、子どもたちに多かった口腔カンジダ症はガラガラ声になることから鵞口瘡と呼ばれて、当時の歯科医師国家試験によく出題されていました。現在、乳幼児によく見られる口腔カンジダ症は、抗生物質内服による菌交代症に起因するものがほとんどです。自然治癒することが多く、抗生物質を中止して経過観察がなされますが、感染が拡大した場合にはミコナゾール、アムホテリシンBなどの抗真菌薬を使わなければなりません。

歯科医療での中長期抗生物質内服治療を再考する必要性

筆者は歯科大学定年後に薬学部で教鞭を執りました。当時から抗生物質内服投与によってもたらされる耐性菌の拡大、腸内ディスバイオーシスでの健康被害の情報は増え続けていました。そうしたことを踏まえて、抗生物質などの抗菌薬療法では、①適切でない量の投与、②治療途中での中断、③長期間投与など薬剤耐性菌を発生させないようにすべきであるということを薬学部では講義してきました。

歯周治療やインプラント治療では、抗生物質が歯周病原細菌駆逐の最高の手段になることに疑いの余地はありません。しかしながら、15員環マクロライドのアジスロマイシン（ジスロマック®）を歯周病内科的治療の一環とした継続使用や、インプラント治療後の中長期の抗生物質内服投与がなされています。こうしたことによる腸内細菌フローラのディスバイオーシスによるしっぺ返しあることを、肝に銘じておかなければなりません。

第13章と第14章では、抗生物質投与に比べて副作用がほとんどないバクテリアセラピーと抗菌性洗口液の使用について取り上げます。

第四部

歯周ポケットから侵入する軍団がもたらす疾患

第9章

歯周病は動脈疾患のバイオマーカーの一つである

冠状動脈や頸動脈内壁プラークに見つかる歯周病原細菌

動脈硬化症は、遺伝的要因や生活習慣が関わって発症しますが、微生物感染も関与することが明らかにされ、実際に肺炎クラミジア、ピロリ菌、サイトメガロウイルスなどが動脈硬化症部位から検出されています。それらが動脈硬化を起こすことが動物実験でも証明されてきました。サンプルのなかでも数少ない病原体などの存在は、その微生物が持つごく微量の固有のＤＮＡ断片を出発材料として、短時間で１００万倍に増幅させるＰＣＲ法によって知ることができるようになりました。

筆者らは、横浜市立大学医学部との共同研究によって、ＰＣＲ法と蛍光抗体法を用いて、歯周病原性トレポネーマ・デンティコーラを食道動脈瘤に見つけることができました。

次いで、コミック『ブラックジャックによろしく』のモデルと称されていた南淵明宏先生（現在、昭和大学医学部教授）との共同研究では、冠状動脈の疾患部位に歯周病原細菌固有のＤＮＡを検出することができました。この連携のきっかけは、「心臓外科手術を受ける患者の口腔衛生状態が極めて良くない」と書かれた南淵先生の本を読んだことでした。冠状動脈バイパス手術で摘出したサンプルや狭窄部位の血管内壁プラークの提供をいただくことを筆者から相談し、南淵先生からはインフォームドコンセントのもと51人の患者の冠状動脈疾患部位のサンプルと歯周ポケット内サンプルの提供を受けることができました。

冠状動脈疾患部位のサンプルで発見された歯周病原細菌のうちレッドコンプレックスを構成するトレポネーマ・デンティコーラは23・5%、ポルフィロモナス・ジンジバリスは21・5%、ターネレラ・フォーサイシアは9・8%の患者で検出することができました。アグリガティバクター・アクチノミセテムコミタンスとキャンピロバクター・レクタスは、それぞれ9・8%と21・6%の割合でした。

また、冠状動脈サンプルの5菌種の検出

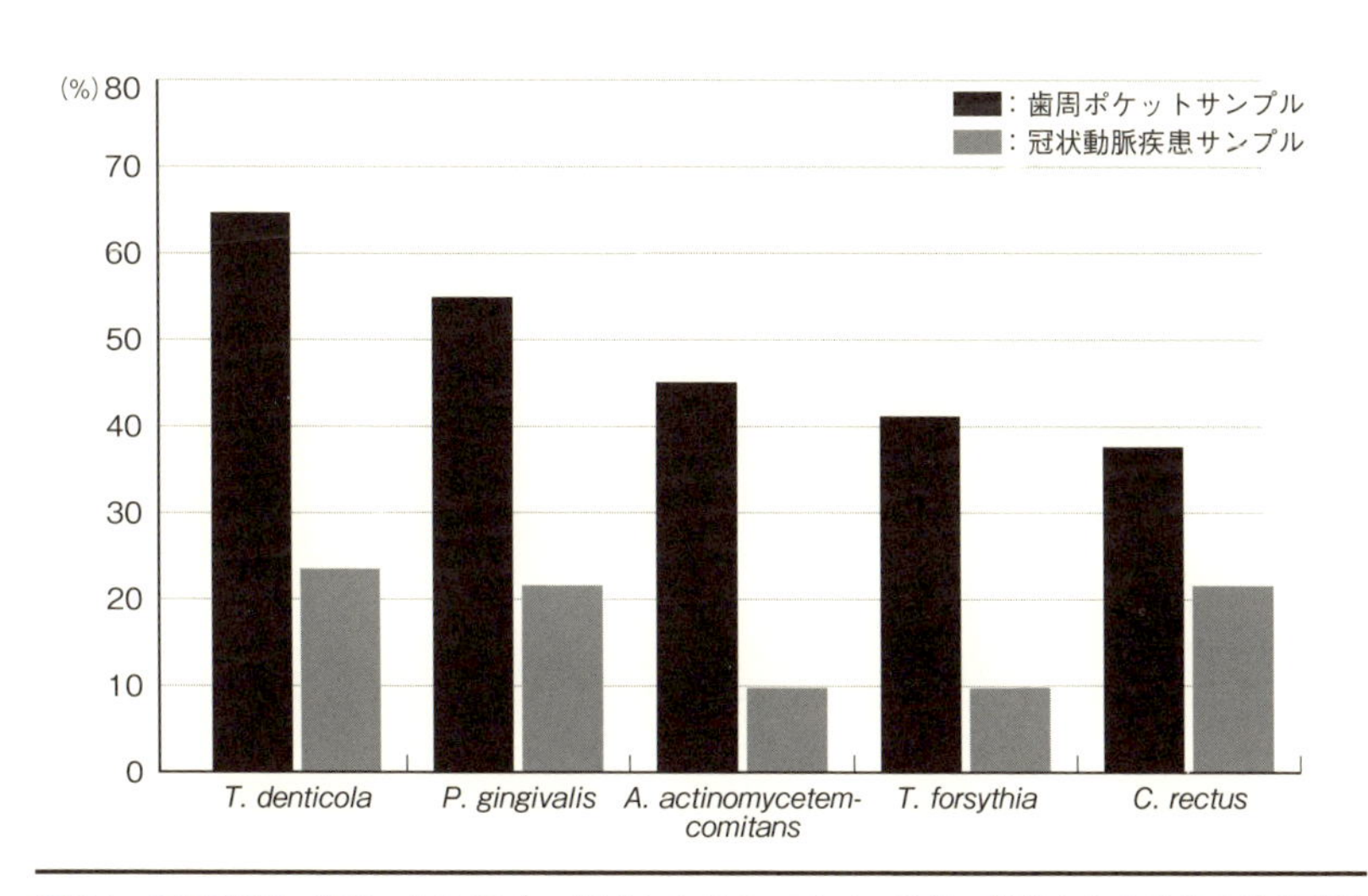

図 9-1　冠状動脈に疾患のある 51 人の患者におけるバイパス手術で摘出された動脈や狭窄部位の血管内壁プラークと、それらの患者の歯周ポケット内サンプル中の歯周病原細菌 5 菌種の検出率です（文献 9-4 より）。

率は、歯周ポケットの数と深さに関連することから、歯周ポケットから血流に侵入して冠状動脈疾患の引き金になることを発表することができました（**図9－1**）。

頸動脈プラークから剥離したプラーク断片を脳血管を詰まらせて脳梗塞を起こすことはよく知られています。筆者の恩師の一人であるニューヨーク州立大学バッファロー校の口腔生物学センター長であったロベルト・ジェンコ教授は、歯周病と全身疾患との関係についての研究フロンティアを走る人です。

ジェンコ教授らは、頸動脈プラークの50サンプルにおいて、サイトメガロウイルスや肺炎クラミジアと大差のない検出率で歯周病原細菌が見つかることを示し、頸動脈プラーク形成は歯周炎の進行に相関することを明らかにしています（**図9－2**）。

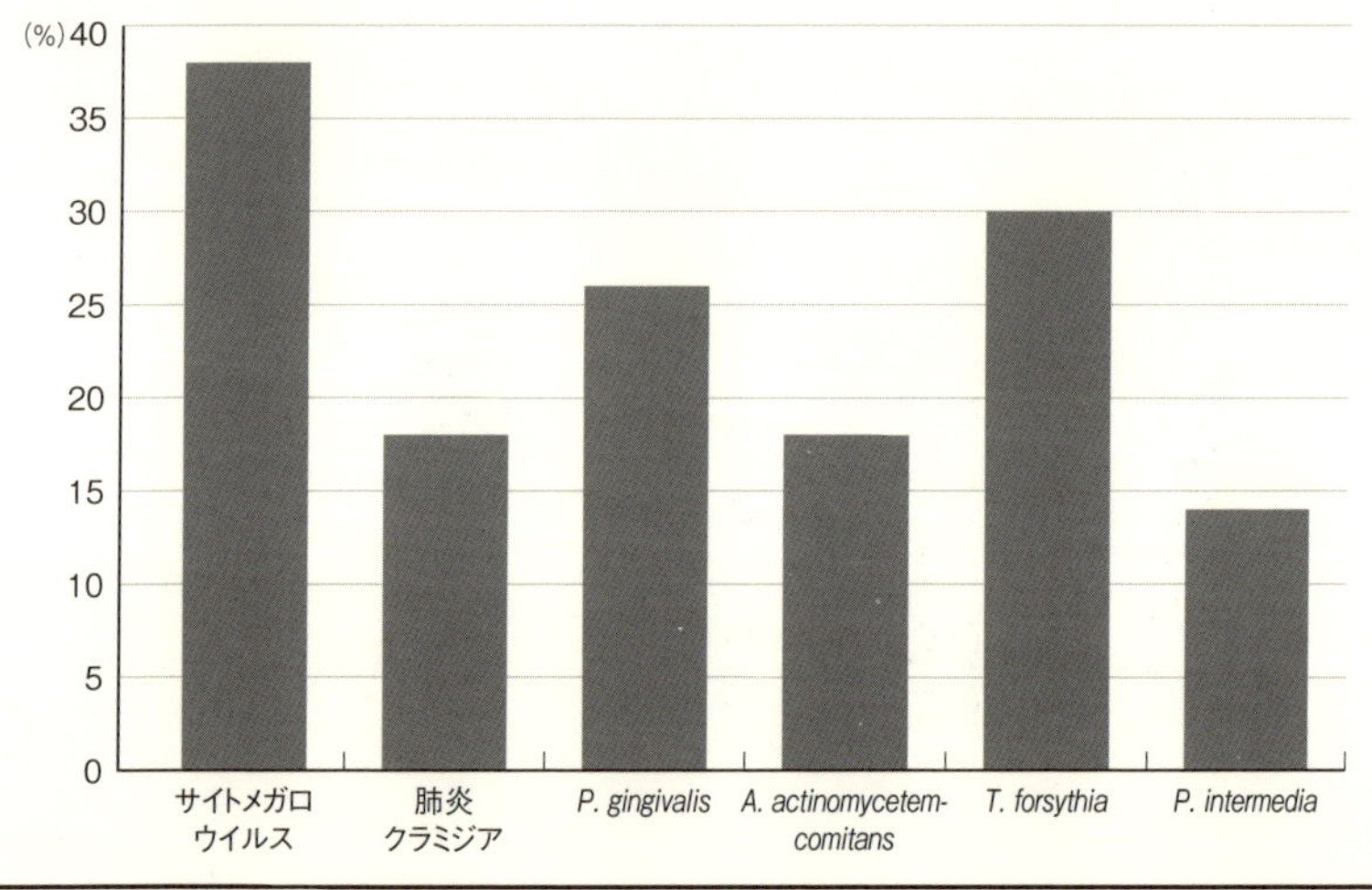

図9-2 頸動脈プラーク50サンプル中のサイトメガロウイルス、肺炎クラミジア、4種類の歯周病原細菌の検出率です（文献9-6より）。

ここまでで紹介した研究の結果からは、頸動脈プラークが歯周病の進行に伴って形成されることや、そのサンプル中における歯周病原細菌の検出は、歯周病の予防や治療は脳血管障害の予防にも欠かせないことが示されています。

歯科界は、8020達成者における頸動脈内壁プラーク形成の有無をチェックしてから啓発し、頸動脈プラーク沈着をもたらす原因に歯周病があること、歯周治療の必要性を説明する責務があります。

動脈硬化症をもたらす歯周ポケット内細菌

ポルフィロモナス・ジンジバリス、トレポネーマ・デンティコーラなどの歯周病原細菌は、歯肉細胞だけでなく血管内

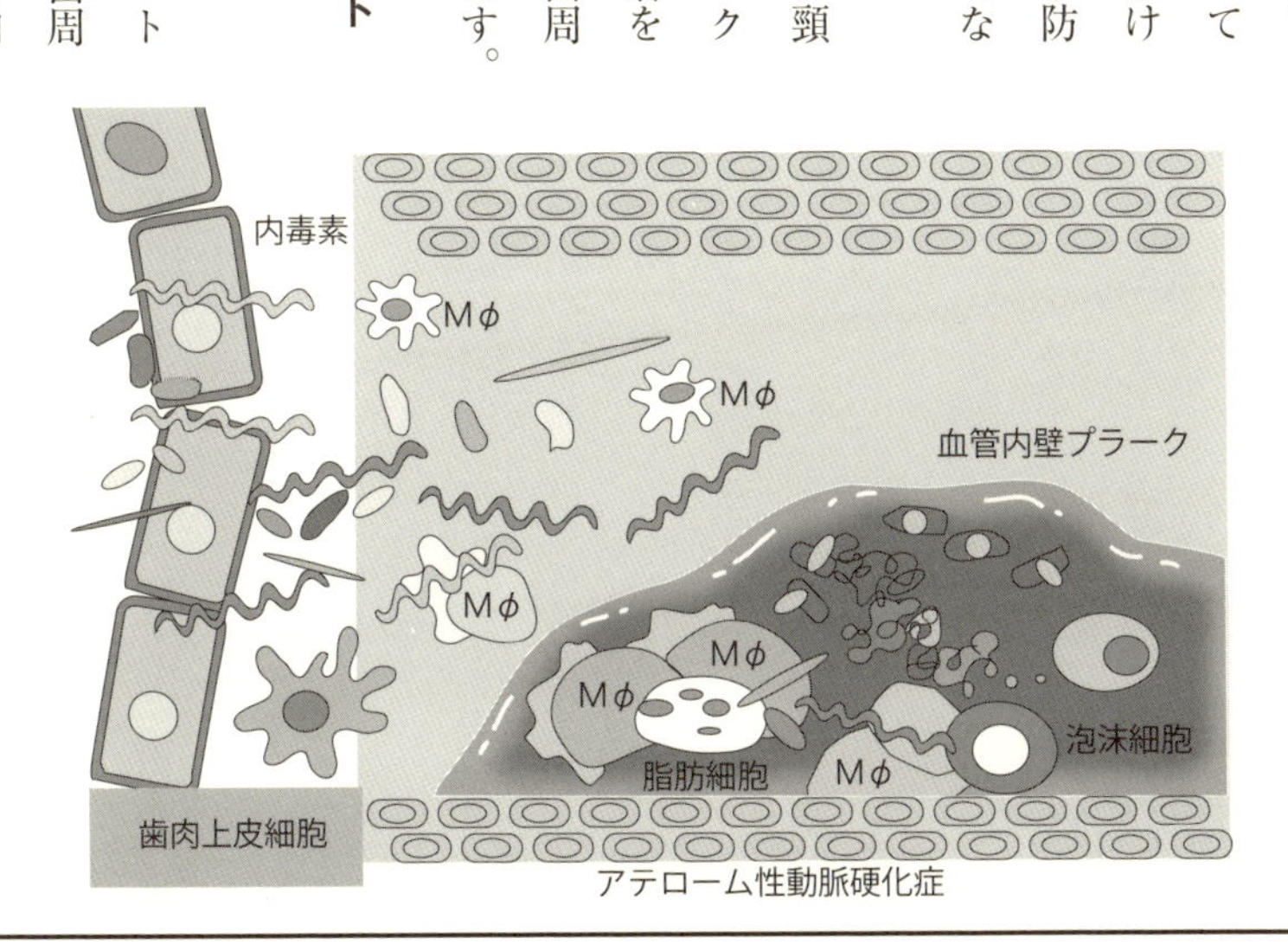

図 9-3 歯周ポケット内細菌は歯肉上皮を通り抜けて血流に入り込むことができます。また、内毒素はそのレセプターにキャッチされて血流中に持ち込まれます。菌体や内毒素を取り込んだマクロファージは、動脈内壁に付着して脂肪細胞と結びついて炎症性サイトカインを産生してコレステロール沈着や石灰化を起こします。死滅したマクロファージは泡沫細胞となって血管内壁にプラークを作るなどしてアテローム性動脈硬化症を起こしてしまいます。

皮細胞に侵入することができることは、前著の『史上最大の暗殺軍団デンタルプラーク』でも述べてきました。筆者らは、ポルフィロモナス・ジンジバリスは、フソバクテリウムと共凝集することによって血管内皮細胞への侵入性を高めることも明らかにしてきました。また、歯周ポケット内細菌の内毒素（ＬＰＳ）は、直接血流に入り込むし、内毒素のレセプターに結びついて血流に入り込んでしまいます。

歯周病原細菌や内毒素を取り込んだマクロファージは、動脈内壁に沈着して、脂肪細胞と結びついて炎症性サイトカインの産生をもたらします。そのため、炎症部位に集まる細胞の放出する酵素などで血管内皮細胞が傷害を受けてしまいます。脂肪細胞と結びついたマクロファージは、死滅して空胞化したいわゆる泡沫細胞（foam cell）へと変化して、石灰化をもたらしながら血管内壁にプラークを形成します。その部位は、アテローム（粥状硬化巣）性動脈硬化症となってしまいます（**図9－3**）。

歯周病の慢性炎症がもたらすＣＲＰ上昇の恐怖

脳梗塞、脳出血、クモ膜下出血、一過性脳虚血発作の脳卒中（ストローク）発症者は、歯周病患者に多いことが疫学研究によって明らかにされています。筆者のスウェーデン留学以来、40年を超える付き合いのあるペルオステン・セイダー教授とビルギッタ・セイダー教授夫妻は、そろってカロリンスカ大学の歯周病学教授です。彼らは循環器科の医師らとの共同研究によって、歯周病と循環器障害との関係を追跡調査しています。

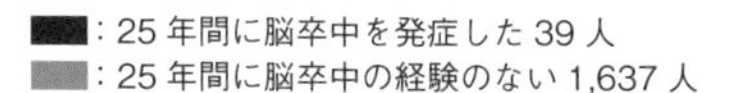

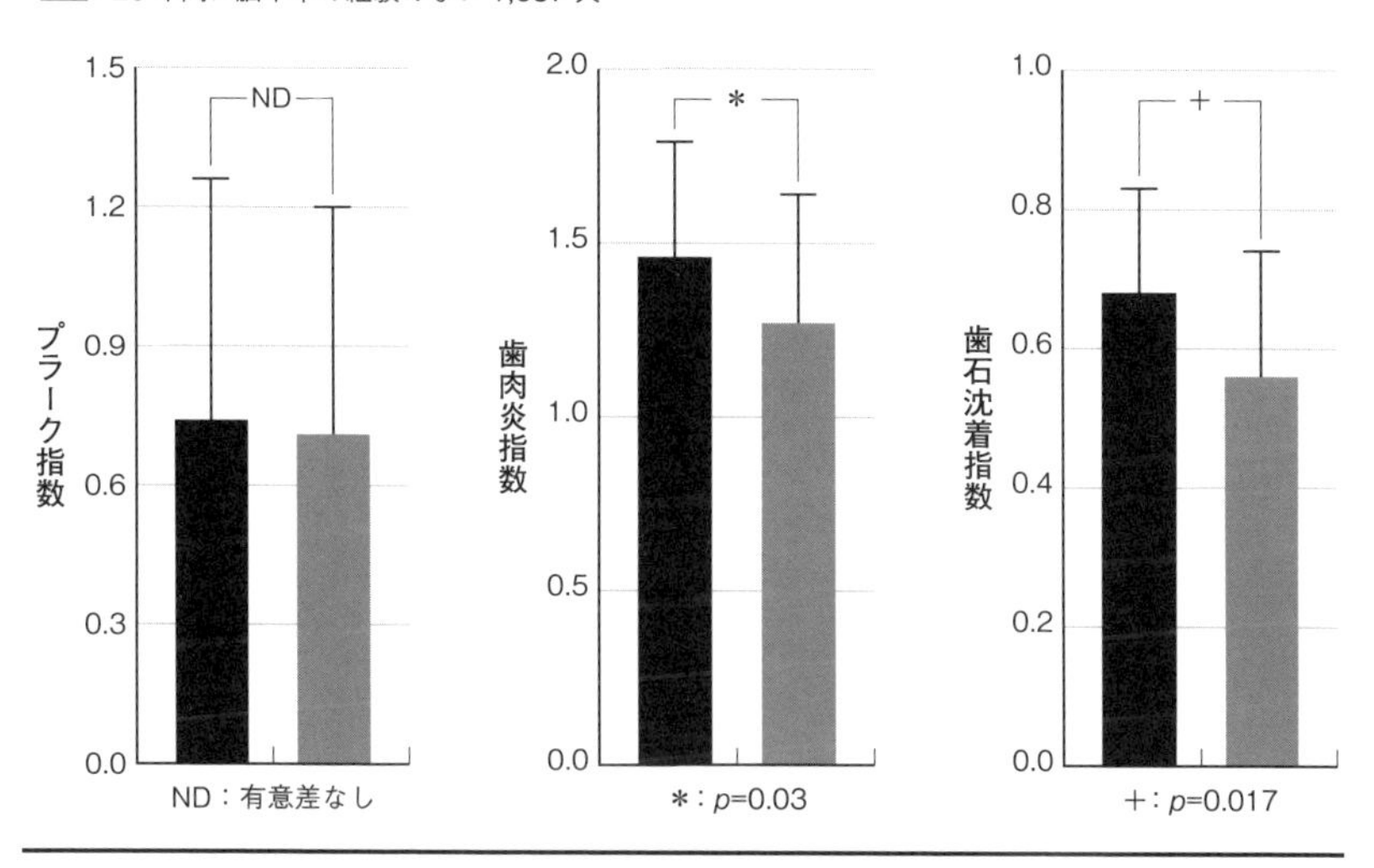

図9-4 25年間に脳卒中を発症した患者群の歯肉炎指数と歯石沈着指数は、脳卒中を経験していないグループに比べて有意に高いことが分かります（文献9-10より）。

彼らは、25年間に脳卒中を起こした39人について、プラーク指数や歯肉炎指数、歯石の沈着程度を調べ、脳卒中を経験していないほぼ同じ年代のグループ1637人と比べました。これにより脳卒中を起こした患者グループは、歯肉炎指数が高く、歯石沈着が有意に多いことが明らかになりました（**図9－4**）。

全身で起きている炎症は、血清中のC－反応性たんぱく質（CRP）の量で知ることができます。血清中のCRPの量は、健康者では0・3mg／dℓ以下ですが、感染などによって起きる炎症を反映して上昇します。

慢性歯周炎は、血清中のIL－1、IL－6、TNF－αなどの炎症性サイトカインを高めます。炎症性サイトカインの刺激を受けると肝臓はＣＲＰ産生を高めて、動脈硬化症誘発因子となります。

慢性歯周炎の進行に伴って血清中のＣＲＰ量が増えることは、セイダー教授らの疫学研究によって立証されています。彼らは筆者に会うたびに、歯周炎の診断には血清中ＣＲＰ量測定も加えるべきで、歯周治療によってＣＲＰ量が少なくなれば歯周治療効果を的確に評価することもできる、と説明しています（**図９－５**）。

歯周病によって動揺が著しかった２本の歯を抜歯後に敗血症で亡くなった高齢の男性の遺族が、「抜歯に先立って抗生物質の投与がなされて

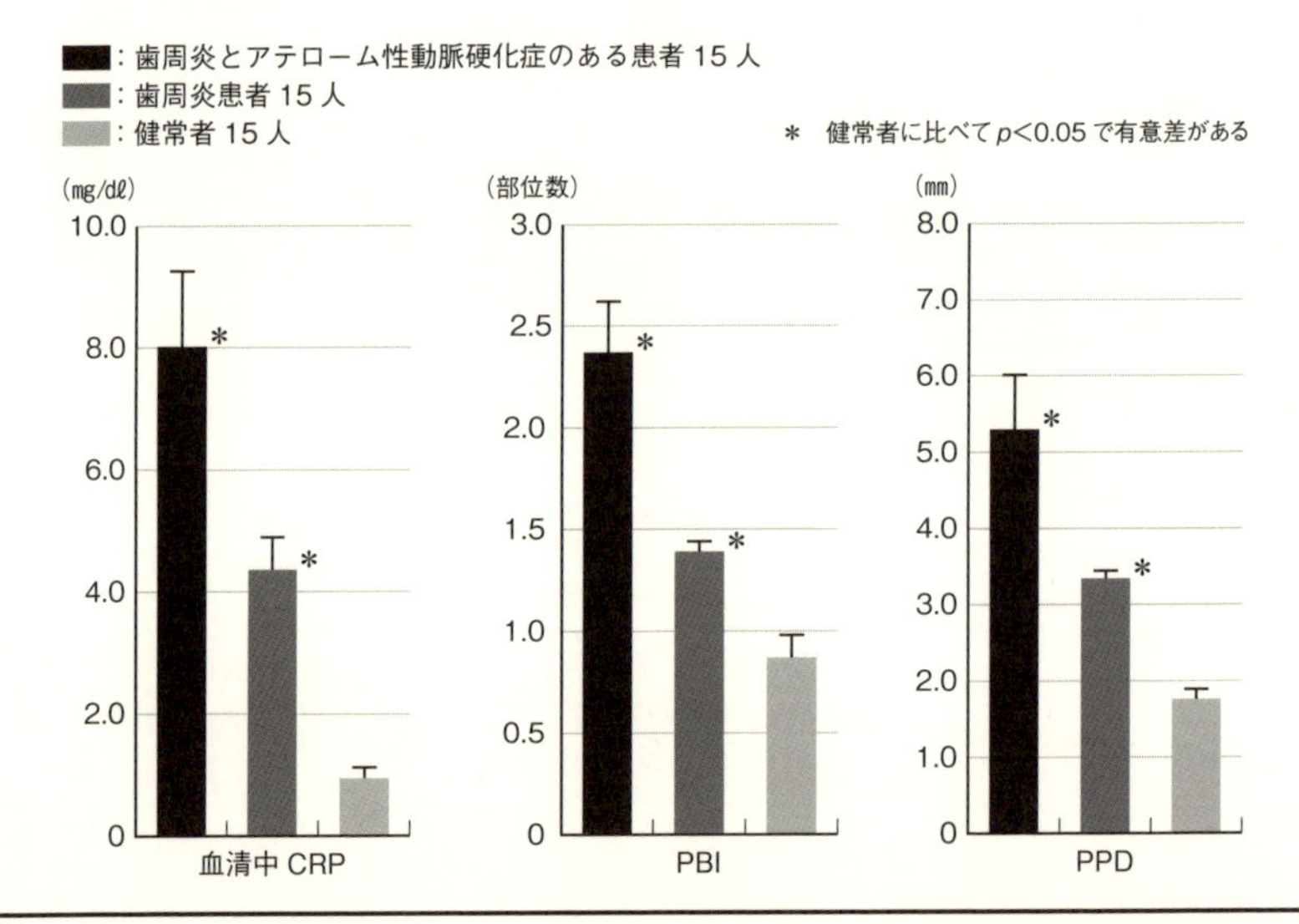

図 9-5　アテローム性動脈硬化症のある患者血清中 CRP の値、歯肉毛細血管の出血指数（PBI）ならびに歯周ポケットの深さ（PPD）は、健常者の値に比べて有意に高いことが分かります（文献 9-13 より）。

いなかった」として歯科医師を訴えた事例に対して、口腔細菌学の立場で弁護士からの相談を受けたことがあります。送られてきた資料には「抜歯直後の患者のCRP値は26・0㎎／dℓ、白血球数22600／μℓ」の検査報告がありました。とても抜歯できる状況にはなかったことは歴然としていました。しかし、弁護士への返事に「抜歯のマニュアルでは、抗生物資の投与を義務付けていません」と書かせてもらいました。

しかし、今後は易感染性宿主の抜歯などに先立って血清中のCRP値を調べる必要があります。各種の血液検査をしてくれる企業は国内各地にあり、採血したものを送れば、そのデータを速やかに知らせてくれます。歯科治療でCRP値やHbA1c値が下がることなどを確認することが、医療者側と患者側の信頼の絆にもなるでしょう。

8020運動には、健康保険でカバーされる血液検査を歯科医療においても普遍的に実施すべきである、という視点も組み込むべきです。

第10章 アルツハイマー病の引き金になる歯周病原細菌

野口英世博士による脳内スピロヘータの発見

1492年にスペインのパロスから出航したコロンブスとその一行は、「新大陸」であるアメリカ大陸からトマト、ジャガイモ、トウモロコシなどをヨーロッパに持ち帰り、食料事情を大幅に改善させました。一方で、健康を害するタバコと梅毒も持ち帰っていました。梅毒は1511年にはヨーロッパ経由でアジア諸国にまで蔓延していました。

豊臣秀吉の武将たちは、朝鮮出兵などで梅毒病原体トレポネーマ・パリダム（*Treponema pallidum*）に感染して苦しんだとされています。そのことを知った徳川家康は、二代将軍秀忠に対して「身元のはっきりしない相手から梅毒に罹るようなことは許さない」と厳しく戒めたエピソードがあります。そのためもあってか、秀忠に側室はいませんでしたが、後に浄光院と呼ばれる女性との間に密かに男児をもうけました。この子は養子に出されのちに保科正之となりました。秀忠の正室お江（ごう）との間に生まれた三代将軍家光は、異母兄弟である保科正之の境遇を知り、初代会津藩主として厚遇しました。そのために会津藩は徳川将軍家に恭順を続けて、幕末の戊辰戦争で散々な目に遭いました。

野口英世博士は、戊辰戦争で厳しい状況に追い込まれた会津の地で1876年に生まれています。

屈強な精神力と多くのパトロンに支えられた野口英世は1904年に米国のロックフェラー医学研究所に移籍し、「英世はいつ寝るのか」といわれる24時間主義の研究を貫いていました。そして、1913年に「進行性麻痺の患者の脳病理標本に梅毒スピロヘータを確認し、進行して痴呆をもたらすのが梅毒スピロヘータであることを明らかにした」ことなどによって、ノーベル生理学・医学賞の候補に挙げられました。

福島県は磐梯山の麓、猪苗代湖の湖畔には、野口博士を顕彰する野口英世記念館があります。2011年の原発事故の風評被害で記念館を訪れる人たちは激減してしまいました。さまざまな情報を手軽にキャッチできるスマホ全盛時代ですが、生家の柱に刻まれた「志を得ざれば、再び此の地を踏まず」、墓碑にある「人類のために生き、人類のために死せり」を直に観ることで、野口博士の崇高な生涯、偉大な足跡を心に刻むことができます。記念館は2016年にリニューアルされて、細菌学を学ぶことができるようにもなりました。ぜひに家族で訪れて欲しいと、記念館を運営する記念会の理事として願っています。

歯周ポケット内細菌はアルツハイマー病の脳に見つかる

わが国の認知症患者は超高齢社会に伴って増え続け、その多くは身体的にも不自由になり、要介護者となっています。そうした認知症の過半数を占めるのがアルツハイマー病による認知症です。

アルツハイマー病は遺伝的要因が引き金となるものや環境因子が密接に関わるものが知られていま

すが、その原因が十分に解明されているわけではありません。原因が不明な点が多いなかで、感染症が引き金となっていることを示す知見が増えてきています。

ＰＣＲ法によって、アルツハイマー病患者の脳内から肺炎クラミジア、トレポネーマ・パリダム、ボレリア・ブルグドルフェリ、ヘルペスウイルスなどが検出されました。そして、歯周病原細菌のポルフィロモナス・ジンジバリス、ターネレラ・フォーサイシア、トレポネーマ・デンティコーラ、アグリガティバクター・アクチノミセテムコミタンスも、アルツハイマー病患者の脳サンプルに検出されました。また、アルツハイマー病患者の血清中の歯周病原細菌に対するIgG抗体は、アルツハイマー病のない対照者に比べ有意に高いことから、歯周ポケット細菌はアルツハイマー病発症リスクであることも示唆されています。

図10－1左には、進行した歯周炎の歯肉内縁上皮の細胞間隙にスピロヘータが入り込んでいる様子の電子顕微鏡写真を示しています。筆者らは歯周ポケット内で最も多い小型のスピロヘータであるトレポネーマ・デンティコーラは、歯肉細胞だけでなく血管内皮細胞にも入り込むことが明らかにしてきました。

図10－1右には、アルツハイマー病16人とアルツハイマー病のなかった18人の大脳サンプル中にＰＣＲ法によって歯周ポケット内トレポネーマ菌種の検出率を示しました。アルツハイマー病があった16人のうち、14人の大脳サンプルに調べたトレポネーマ菌種のいずれかが検出されています。一方、アルツハイマー病がなかった18人のうち４人のサンプル中に見つかったことが報告されています。

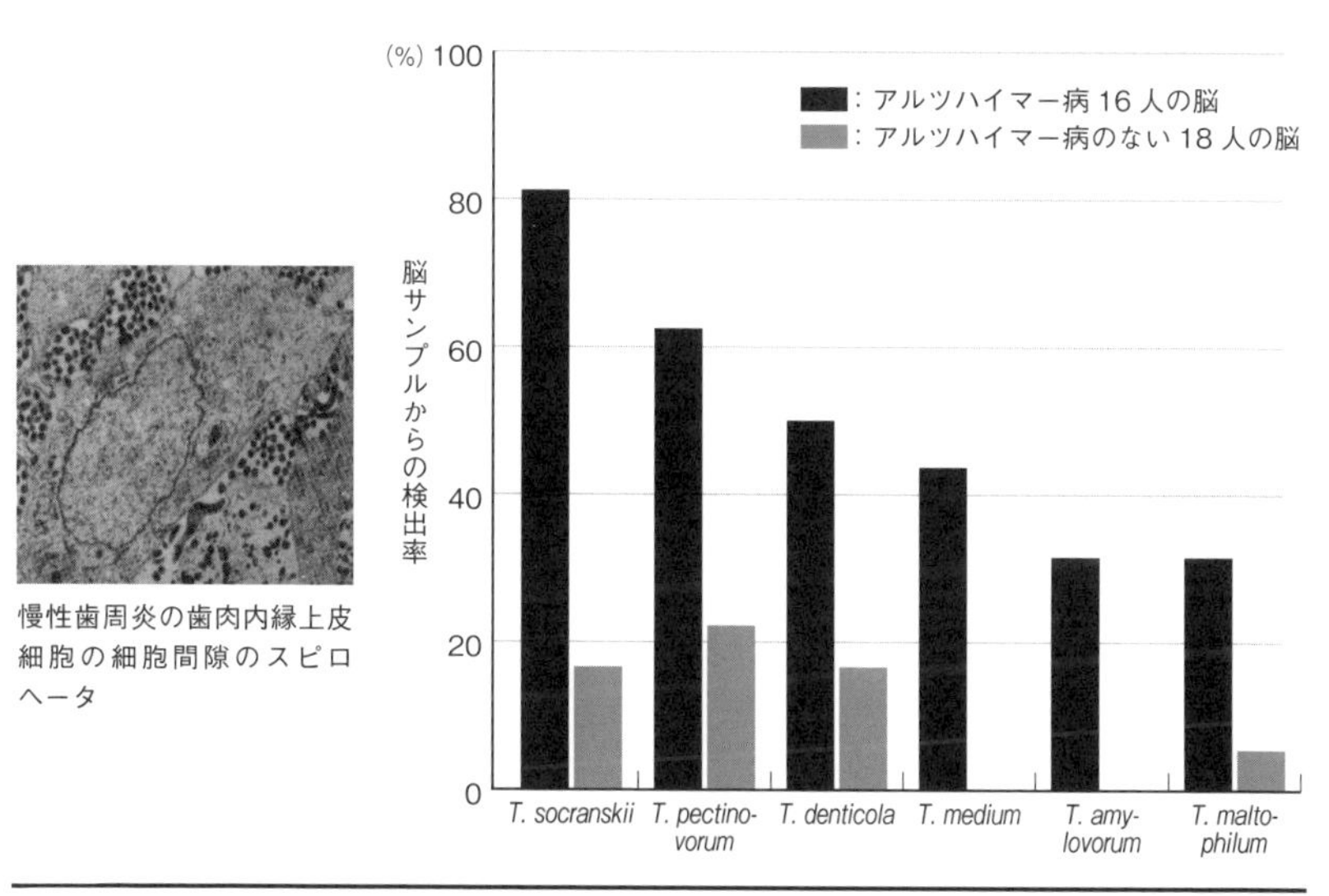

図10-1 左は慢性歯周炎患者の歯肉内縁上皮に入り込んでいるスピロヘータの電子顕微鏡写真です。右はアルツハイマー病患者とアルツハイマー病のない対照者の脳サンプル中の口腔トレポネーマ6菌種の検出率を示した図です。アルツハイマー病患者の脳内には高い割合で6菌種のトレポネーマが検出されています（文献10-5より）。

アルツハイマー病のあった大脳内で検出率の高かった菌種は、トレポネーマ・ソクランスキイ、トレポネーマ・ペクチノボラムそしてトレポネーマ・デンティコーラの順となっています。

ポリフィロモナス・ジンジバリスのアルツハイマー病原性

これまで「口腔疾患によって認知症リスクが高まり病態が進行する」という基礎研究や疫学研究がなされてきましたが、それは、歯の喪失に伴う咬合力の低下などが引き金になる、という論文がほとんどでした。

アルツハイマー病モデルマウス脳内にポルフィロモナス・ジンジバリスを感染させると、脳内のミクログ

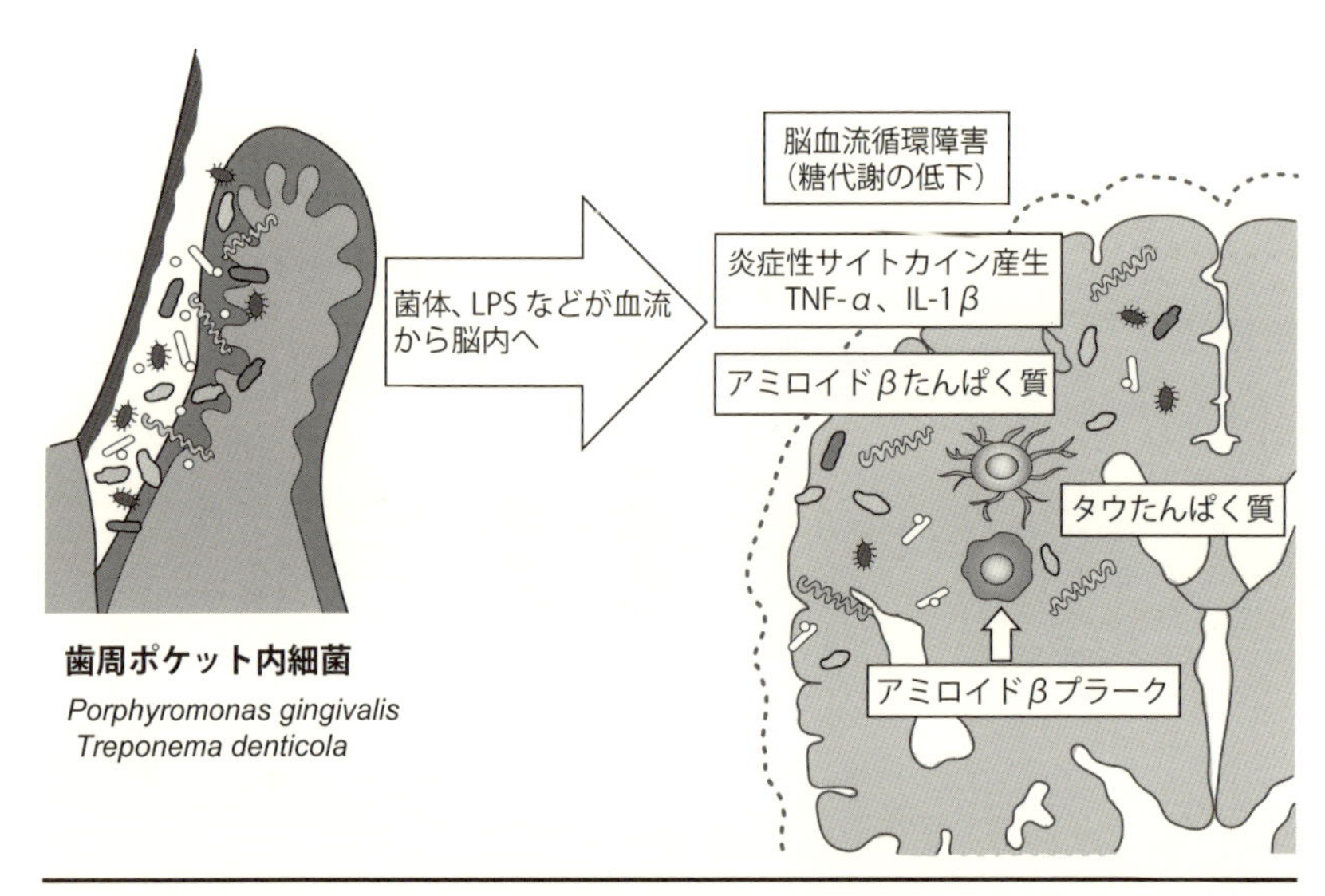

図10-2　歯周病原細菌やLPSが歯周内縁上皮を貫通して血流に入り込み、大脳へ運ばれることが引き金となるという数編の論文内容を元に図にしたものです。ポルフィロモナス・ジンジバリスなどは、アミロイドβたんぱく質とタウたんぱく質の沈着をもたらして神経原線維を破壊するとされています（文献10-7, 10-8より）。

リアが突起を伸ばして異常に活性化するため、脳に炎症が起きることが突き止められました。また、ポルフィロモナス・ジンジバリスを投与されたマウスの脳内にＴＮＦ－α、ＩＬ－1βが増加してアミロイドβたんぱく質が沈着することや認知機能が低化することも明らかにされました。

歯周病原細菌は、菌体やＬＰＳが歯周内縁上皮を貫通して血流に入り込み、脳へ運ばれて脳血管の循環障害をもたらすことがマウスを使った実験で明らかにされています。そこに炎症性サイトカインがアミロイドβたんぱく質を沈着させることによってアミロイドβプラークが作られ、タウたんぱく質が神経原線維を破壊することが証明されています（図10－2）。

アリス・ハーディングらが2017年に発表した「歯周治療がアルツハイマー病の発症率を下げ、その発症を遅らせる効果がある」とした論文は、今後のわが国の歯科界のあり方に大きなインパクトを与えるものといえます。

高齢者のアルツハイマー病患者は増え続けているなかで、歯周病の有病率は極めて高いままです。頻繁に血流に入り込むインベーダーの歯周ポケット内細菌がアルツハイマー病の原因になっていることが立証されている現在、歯周病予防を目標にした8020運動のイノベーションが喫緊の課題であると教えてくれています。

第11章

歯周ポケット内細菌と大腸がん

がん発症には、遺伝的要因に加えて生活習慣としての喫煙、飲酒、食物などの要因があることが証明されています。一方、肝炎ウイルスやパピローマウイルスに加えてピロリ菌などの感染が原因なることも明らかにされてきました。そして、ＰＣＲ法によって大腸がんや食道がんなどに歯周病原細菌が検出され、それらの細菌が動物実験でもがんを発症させることも実証されています。

本章では、歯周病原細菌とがんの関係についての、近年における内外の研究を紹介します。これによって、改めて歯周病の予防や治療の大切さを再認識することができると思います。さらに、その情報を広めることによって歯科医療はがんの予防戦略の柱の一つであることを知ってもらうことにもなります。

歯周病原細菌の感染とがん発症の関係

口腔粘膜の扁平上皮がん発症要因として、特定の歯周病原細菌感染があることが疫学研究によって示されてきました。例えば、ポルフィロモナス・ジンジバリス感染と口腔粘膜扁平上皮がん発症に有意に高い相関性が示されています。

また、歯周病原細菌の感染のあるグループは、感染がないグループに比べて膵臓がん発症の相対的危険度が1・74倍であるというメタ解析があります。

一方、閉経後の女性1252人を対象に5種類の歯周病原細菌の感染を蛍光抗体法で調べ、がん発症との関係を平均約12年間にわたって追跡調査したところ、乳がん患者67人を含めて合計171人のがん発症に明確な相関性がないことが発表されています。しかし、171人のがん発症者のうちの肺がんを発症した17人は、フソバクテリウム・ヌクレアタム、プレボテーラ・インターメディア、キャンピロバクター・レクタス感染に相関性のあることが報告されています。

フソバクテリウム・ヌクレアタム感染と大腸がん

フソバクテリウム・ヌクレアタムは、小児期に感染すると他のグラム陰性菌の定着を導くことは、すでに第5章で述べました。本菌種は、小児期にいったん感染するとそのまま同じクローンで感染し続けます。筆者らは歯周病原性バイオフィルム形成に中心的な役割を果たすことについても発表しています。

2010年代に入って、フソバクテリウム・ヌクレアタムは大腸がんに検出されることが内外の研究機関から次々に発表されています。そして、大腸がんとその患者の歯周ポケット内に見つかるフソバクテリウム・ヌクレアタムのDNAの制限酵素切断パターン（RFLP）は一致しており、歯周ポケットから入り込んで大腸粘膜に付着することが実証されました。

フソバクテリウム・ヌクレアタムは、ガラクトース末端に特異的に結びつくレクチン様リガンドで

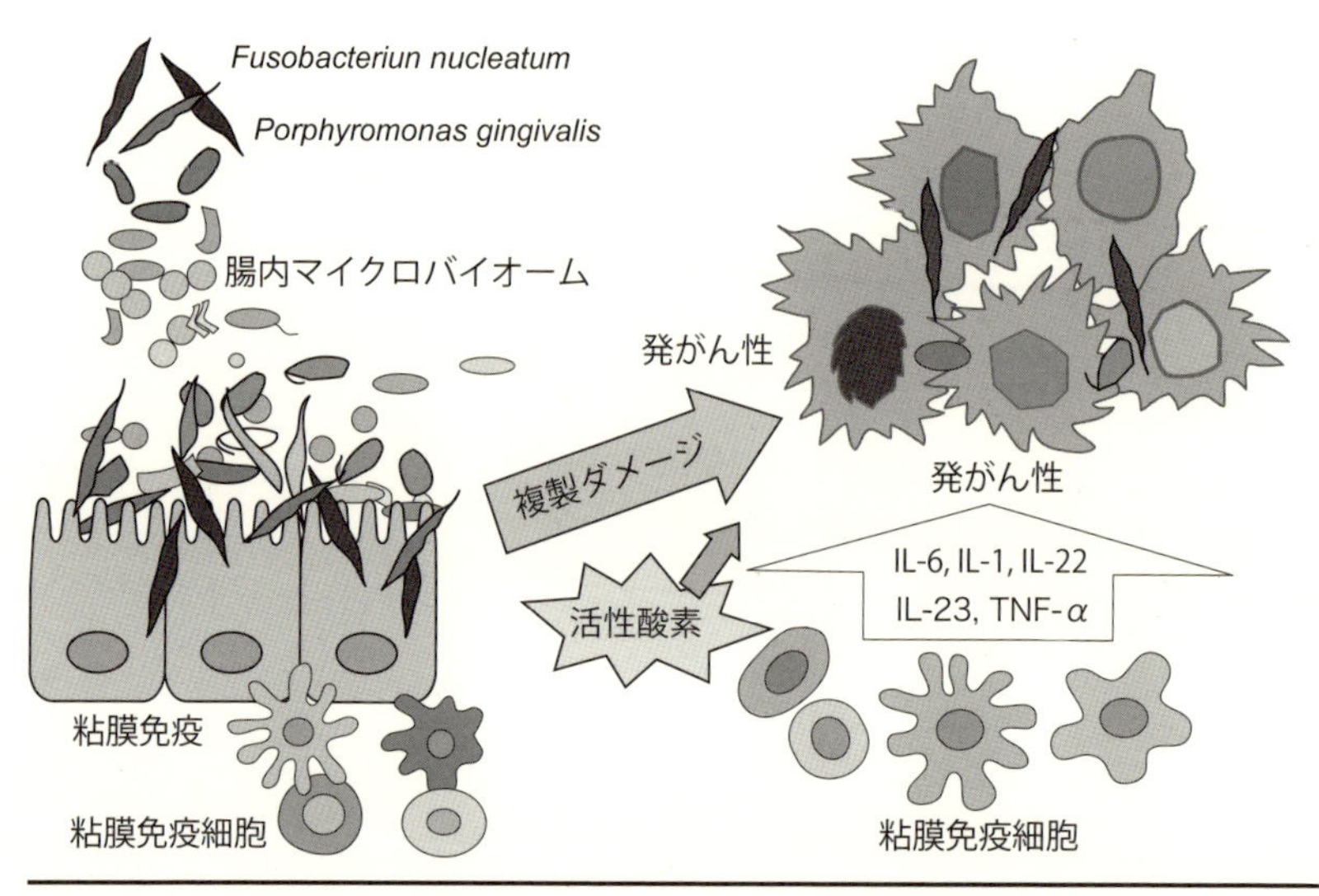

図 11-1　フソバクテリウム・ヌクレアタムを中心とした歯周病原細菌の大腸がん発症の概説です。まず、フソバクテリウム・ヌクレアタムは大腸粘膜に付着します。そこでポルフィロモナス・ジンジバリスと一緒になって腸内マイクロバイオームと共凝集してバイオフィルムを形成し、その一部は腸管粘膜細胞に侵入します。粘膜上皮細胞に入り込んだ細菌は、粘膜細胞や免疫細胞から活性酸素や炎症性サイトカインを産生して粘膜細胞の正常な複製にダメージを与えてがん化させると考えられます。

大腸粘膜に付着します。そこでポルフィロモナス・ジンジバリスと共同して腸内マイクロバイオームを取り込んでバイオフィルムを形成し、大腸がん発症に関与することが解明されました。その過程でフソバクテリウム・ヌクレアタムとポルフィロモナス・ジンジバリスは、腸管粘膜細胞に入り込んで細胞の複製にダメージを与えてしまいます。また、粘膜細胞や免疫担当細胞から活性酸素や炎症性サイトカインを産生してがん化させると考えられています（図11－1）。

遺伝子操作で作製された発がん性の高いマウス、いわゆる「がんモデルマウス」に、フソバクテリウム・ヌクレアタムを接種すると腺腫やがん腫の発症が有意に高まることが報告されています。この研究グループは、大腸がんにフソバクテリウム・ヌクレアタムが感染している患者は、免疫応答が低下しているため予後不良であることも明らかにしています。

また、「がんモデルマウス」に大腸がんを発症させて静脈にフソバクテリウム・ヌクレアタムを接種すると、その大腸がん部位に菌が集まることも証明されています。そして、フソバクテリウム・ヌクレアタムは、大腸がんの発症に関わるだけでなく、大腸がんの転移にも関わることが示唆されています。

この大腸がんマウスに抗生物質を投与すると、フソバクテリウム・ヌクレアタムは死滅し、腫瘍の増殖速度が遅くなることも証明されています。この結果は、細菌が付着して住み着いているがん治療には、細菌を標的とした抗生物質投与もあることを示しています。

食道がんのリスクはフソバクテリウム・ヌクレアタム感染

食道がんの325例のうち74例でフソバクテリウム・ヌクレアタムが検出されることが、熊本大学医学部の研究グループなどから発表されました。また、フソバクテリウム・ヌクレアタムが感染している食道がんは、フソバクテリウム・ヌクレアタム感染のない食道がんに比べて進行が早く、患者の延命も短いことも明らかにされています。そして、歯周ポケット内のフソバクテリウム・ヌクレアタム感染は、食道がんの予後を知るバイオマーカーとなることが示唆されています。

日本大学歯学部の落合邦康教授らは、フソバクテリウム・ヌクレアタムが産生する酪酸がT細胞やB細胞などの免疫担当細胞の機能を傷害して免疫抑制を起こすことを一連の研究で発表しています。フソバクテリウム・ヌクレアタムが大腸がんや食道がんの発症、進行、転移をもたらすのは、本菌の産生する酪酸に免疫抑制機能があるためと考えられます。

第12章 不易流行の理念で取り組む歯性病巣感染症

歯性病巣感染症から歯科医療のあり方を検証する

病巣感染症の一次病巣が口腔慢性感染症であることはヒポクラテスの時代から唱えられ、20世紀に入ってからは数多くの症例や動物実験でも証明されてきました。近年の分子生物学を駆使した免疫学的解析は、一次病巣の慢性感染症と全身の臓器に現れる疾患との関係を鮮明に示してくれました。そして、病巣感染の二次病巣への対症治療だけでは疾患は治癒せず、疾病の原因である一次病巣を探り根本治療に取り組まなければならないことが明確になりました。

2013年には、日本病巣疾患研究会（JFIR）が発足し、病巣感染の一次病巣が口腔慢性疾患である場合が多いことから、多くの歯科医師が参画して活動を続けています。この章では歯性病巣感染症として関節リウマチ、IgA腎症、掌蹠膿疱症を取り上げました。

関節リウマチを誘発する歯周病原性キーストーン細菌

わが国の関節リウマチ患者は中高齢の女性を中心に70万人を超えていますが、完全に治す薬はまだ開発されていません。

関節リウマチ患者の関節の滑膜には、多量のシトルリン化たんぱく質が存在します。アルギニンが変化したシトルリン化たんぱく質は私たちにとって異物であるために抗原となって、抗シトルリン化たんぱく質抗体（抗ＣＣＰ抗体）産生をもたらします。つまり関節リウマチ患者の関節では、抗ＣＣＰ抗体が滑節膜のシトルリン化たんぱく質を攻撃する免疫反応が起きていることになり、こうした機序により関節が破壊されてしまいます。つまり関節リウマチとは、シトルリン化たんぱく質に対して抗ＣＣＰ抗体が作られることが引き金となる、免疫病理学的反応によって発症する自己免疫疾患として捉えることもできます。

歯周病が関節リウマチの病因になっていることを示す疫学研究や臨床研究は、枚挙に暇（いとま）がありません。そうしたなか、２０１６年にマウスを使った実験で「歯周病原性キーストーンである細菌ポルフィロモナス・ジンジバリスは免疫応答を介して関節リウマチを発症させる」ことが示されました。ポルフィロモナス・ジンジバリスの Arg ジンジパインが、アルギニンをシトルリンに変化させる酵素として作用することが明らかにされたのです。

このほかにも体内に侵入する微生物は、抗ＣＣＰ抗体とシトルリン化たんぱく質との反応だけでなく、炎症性サイトカインの産生や補体の活性化による白血球走化因子やアナフィラトキシン産生をもたらすことも立証されています。こうした侵入病原体が引き金になって、関節腔でＴＮＦ－αやＩＬ－１などの炎症性サイトカインや補体成分の C3a や C5a がリウマトイド因子（ＲＦ）、ＣＲＰ、マトリックスメタロプロテアーゼ－３（ＭＭＰ－３）を増加させて組織の破壊をもたらします。

近年、口腔慢性感染症の除去によって血液中のRF、CRP、MMP−3を低下させ、関節リウマチの症状を和らげられることが示されています（図12−1）。

IgA腎症治療を見据えた歯科医療

病巣感染症として捉えられるIgA腎症の患者は、わが国では3万3千人と推定されています。本疾患の一次病巣は、扁桃炎、上咽頭炎、歯周病や根尖病巣などです。扁桃を摘出することによってIgA腎症が改善される症例報告が多くなってきています。

大阪大学などの研究者グループは、

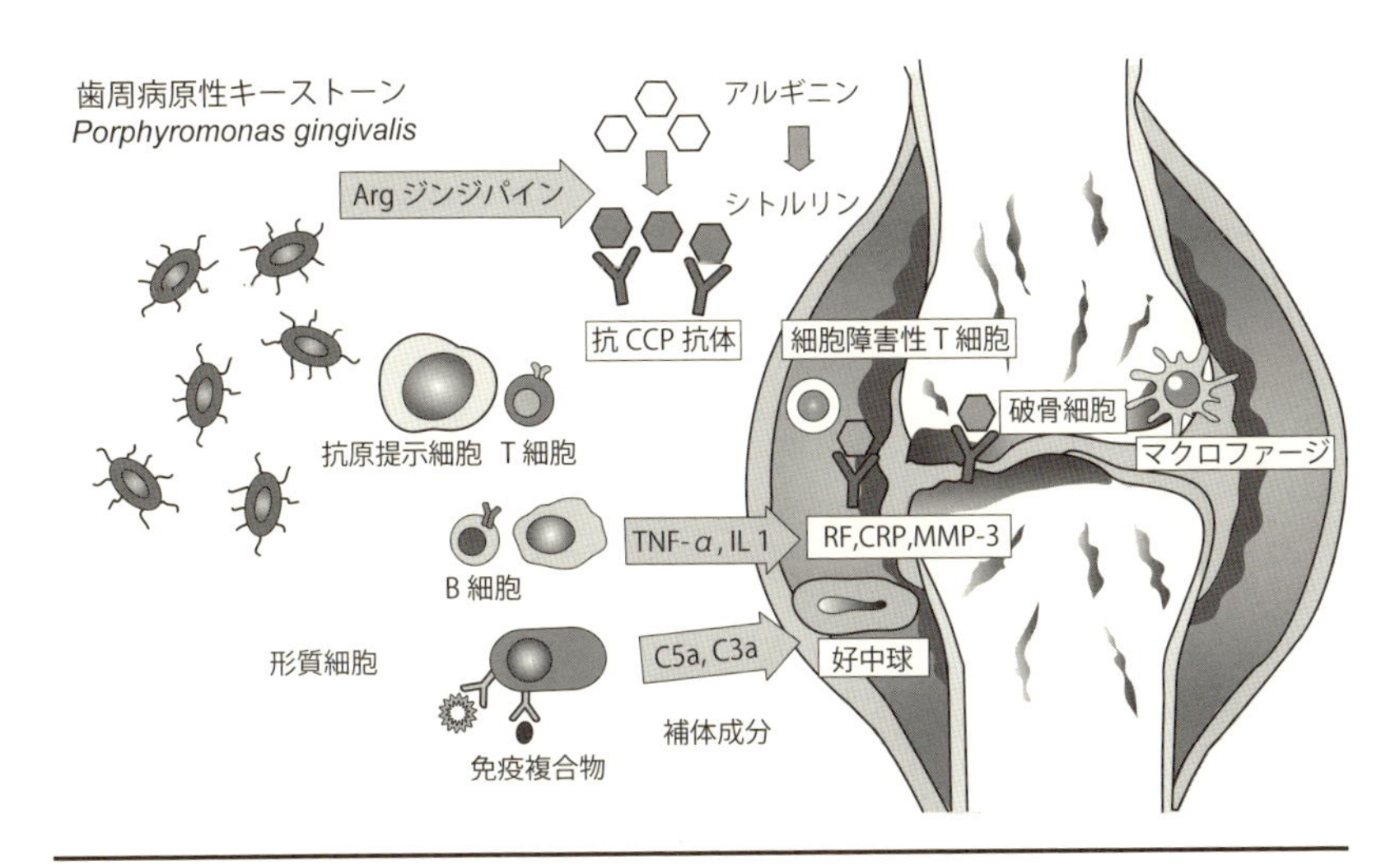

図12-1　ポリフィロモナス・ジンジバリスのArgジンジパインは、アルギニンをシトルリン化する酵素として働きます。抗シトルリン化たんぱく質に対する抗シトリン化たんぱく質抗体が作られて、関節腔で免疫病理学的反応が起きてきます。また、口腔細菌の菌体や内毒素などが侵入することで炎症性サイトカイン産生や補体の活性化が起こり免疫病理学的反応が生じて関節組織に傷害を与えます。

IgA 腎症患者の扁桃にも歯周病原細菌が高い割合で見つかることから、歯周治療は IgA 腎症の治療に欠かせないことを発表しています。扁桃でも検出されるのは、運動性のあるトレポネーマ・デンティコーラやキャンピロバクター・レクタスなどです。

歯科医療と掌蹠膿疱症

掌蹠膿疱症の原因が特定されているわけではありませんが、筆者らは掌蹠膿疱症を歯科治療によって改善できた症例を示してきました。また、5年間皮膚科で掌蹠膿疱症の治療を受けていた患者について、金属床義歯をレジンに変えたところ疾患が治癒したことも発表してきました。掌蹠膿疱症患者に対しては、歯科用金属、ピアス、人工関節などによる金属アレルギーについて常に念頭に入れておかなければなりません。

変わった例では、掌蹠膿疱症の男性患者に対して、金属アレルギーの有無をパッチテストで調べたところ、ニッケルやパラジウムに陽性を示しました。そのため充填されていた金属をコンポジットレジンに変えて歯周治療を続けましたが、症状は一向に改善されなかったことがあります。患者が近隣のテーマパークで働いていることは知っていましたが、ときどき軍手でコインロッカーの集金をしていることを中告してくれたのは歯科治療を始めてから6カ月後でした。厚手のキッチン手袋に変えるように指導した3カ月後には症状は改善されました。

筆者らは掌蹠膿疱症の発症に歯周病原細菌が産生する熱ショックたんぱく質（ＨＳＰ）が関わるか

否かについても調べてきました。HSPに対しては、手のひら（掌）や足の裏（足蹠）などに集まるT細胞群として少数のγδT細胞が反応します。

アグリガティバクター・アクチノミセテムコミタンスの産生するHSPに対する掌蹠膿疱症患者の血清中IgG抗体の抗体価は、掌蹠膿疱症のない対照者のそれに比べ有意に高く、進行した歯周炎患者の抜歯や歯周治療によって抗体価が下がり、掌蹠膿疱症が改善されることも報告してきました。すなわち、歯周病原細菌のHSPは、掌蹠膿疱症の引き金や増悪因子になることを示したのです。

筆者の親戚に皮膚科の医師がおり、掌蹠膿疱症患者の診療に際しては、歯科医師であるその息子との連携を密にしています。金属アレルギー、金属を使った歯科治療の有無を探るとともに、口腔内の慢性感染症の有無を必ず調べるようにしているそうです。

治療の困難な根尖病巣や重度の歯周病がありながら抜歯を嫌う患者に対しては、医師と歯科医師の説明により、抜歯のインフォームドコンセントを得ているとのことです。

第五部

化学的プラークコントロールの検証

第13章

口腔慢性感染症へのバクテリアセラピーの展望

スウェーデン生まれのプロバイオティクス戦略

プロバイオティクスは、「腸管内に乳酸菌を送り込んで良好な腸内マイクロバイオームを作る戦略」、プレバイオティクスは「腸内に定着している乳酸菌の増殖や活性化を促す飲食物を日常的に摂取する戦略」と定義されています。プロバイオティクスに使われる乳酸桿菌やビフィズス菌は数え切れないほどの種類や菌株があります。また、プレバイオティクスの条件を満たすとしたオリゴ糖類や食物繊維などが健康維持や長寿に効果があるとした宣伝が溢れています。

ギリシャ神話に登場する大地の女神に由来する「ガイア」は、細菌から人類まで地球上のあらゆる生物を指しています。そして20世紀になると、地球と生物が相互に依存しあって環境を作り上げて進化するという「ガイア理論」が生まれました。このガイア理論を基盤にした分子生物学的解析は、「私たちの健康な生活は、私たちの体内に住み着いている細菌に支えられている」ことを明白にし、プロバイオティクスや疾患の治療改善を図るバクテリアセラピーが確かな戦略として受け入れられる下地となりました。

プロバイオティクスならびにバクテリアセラピーに使われている菌のなかで注目を集めているのが

アンデスに住む女性の母乳から分離されたロイテリ菌（*Lactobacillus reuteri*）です。ドイツのゲルハルト・ロイター教授は、１９６２年に母乳から分離したこの乳酸桿菌が、人体にとって有用な細菌であることを唱えていました。その後、ロイター教授の教え子らは、恩師の名を冠してロイテリ菌と命名しました。ロイテリ菌をプロバイオティクスに組み入れたバクテリアセラピーは、スウェーデンをはじめとして世界各地でＲＣＴ臨床試験がなされ、系統的レビューやそのメタ解析が評価のある雑誌で発表されています。

この章では、バクテリアセラピーの最大の利点として抗生物質のようにディスバイオーシスをもたらしたり、残留して障害をもたらすような副作用がないことを解説し、その戦略の魅力を紹介します。

妊婦・乳幼児に頼もしい乳酸桿菌のロイテリ菌

妊婦が膣粘膜マイクロバイオームを形成することによって母親もその子たちも健康が促進されるという臨床研究には、目を見張るものがあります。妊娠初期に膣内の環境変化が起き、乳酸桿菌が増殖し、膣細菌フローラは乳酸桿菌にシフトすることが明らかにされてきました。産道を通って生まれてくる赤ちゃんは、その乳酸桿菌を受け継ぐことによって、オリゴ糖が含まれる母乳を消化することができるようになるのです。

帝王切開で生まれる赤ちゃんが急増していますが、こうした乳酸桿菌を受け継ぐ機会が失われるため、早い時期にロイテリ菌を使ったバクテリアセラピーを組み入れるべきであると指摘されています。

妊娠期間中にロイテリ菌を投与された妊婦の初乳には、分泌型IgAの量が増え、アレルギー疾患に関わるトランスフォーミング増殖因子－β2（TGF－β2）、炎症性サイトカインのIL－1、およびTNF－αの量が少ないこと、その初乳を飲んで育った赤ちゃんにはアレルギーが少ないことが報告されています。

赤ちゃんの夜泣きの原因の一つとして、ロタウイルス感染による胃腸炎があります。この場合、夜泣きのある乳幼児にロイテリ菌を投与し続けると胃腸炎が軽減して、夜泣き時間が大幅に減ることが証明されています。研究者の小児科医師らは、ロイテリ菌を使ったバクテリアセラピーは母親のQOLを高めると発表しています。

歯周治療をサポートするバクテリアセラピー

口腔内固有の細菌は、外部から入り込んでくる細菌を攻撃して簡単に定着を許しません。つまり乳酸桿菌を単に口腔内に送り込んでも、定着させることは容易ではありません。生菌が億単位で含まれるロイテリ菌タブレットを舐めたりヨーグルトを飲んだりしても、その直後から口腔内のロイテリ菌は徐々に減っていきます。ロイテリ菌の使用をストップすると1週間後にはほとんど検出されなくなってしまいます。したがって口腔慢性感染症に対するバクテリアセラピーの基本は、使い続けることです。

ロイテリ菌を使い続ける歯肉炎のバクテリアセラピーは、プラーク指数低下に伴った歯肉炎の改善をもたらします。そのバクテリアセラピーは、歯ブラシやデンタルフロスなどを組み合わせることによってより高い効果を示すことが報告されています。

広島大学の研究グループは、ミュータンス菌にロイテリ菌を加えるとミュータンス菌の発育が抑制されることを明らかにしています。また、ロイテリ菌入りのヨーグルトを2週間飲み続けると、ミュータンス菌の検出率が低下することを発表しています（**図13－1**）。

ロイテリ菌製品による歯肉炎の改善、SRPとの組み合わせによる歯周炎治療効果についても世界各国の臨床研究があります。**図13－2**には、

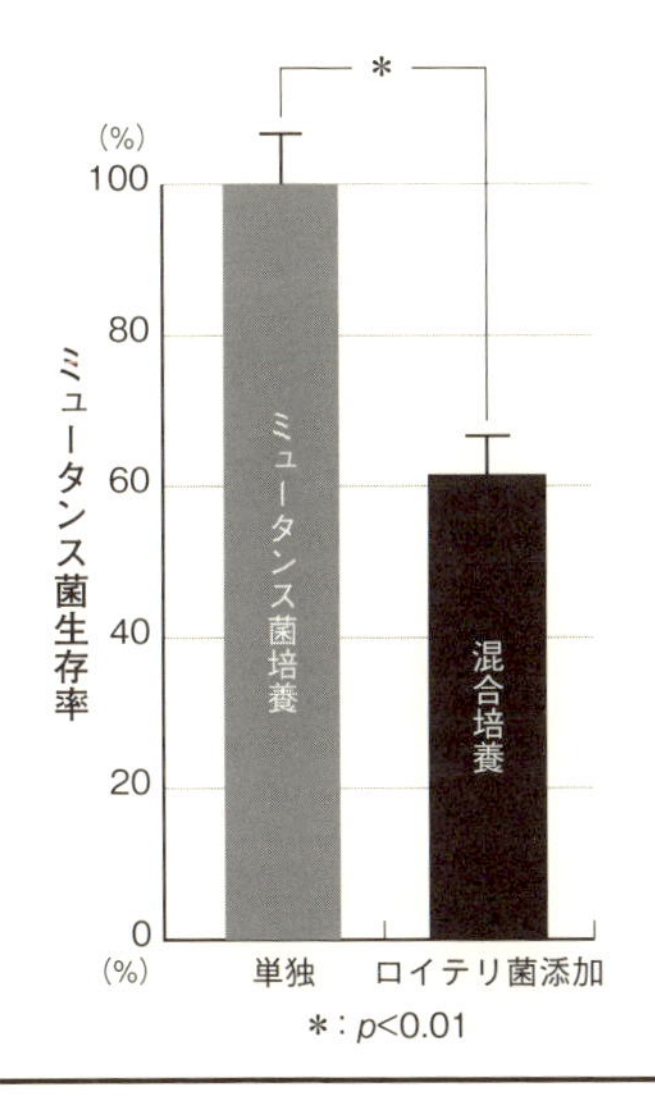

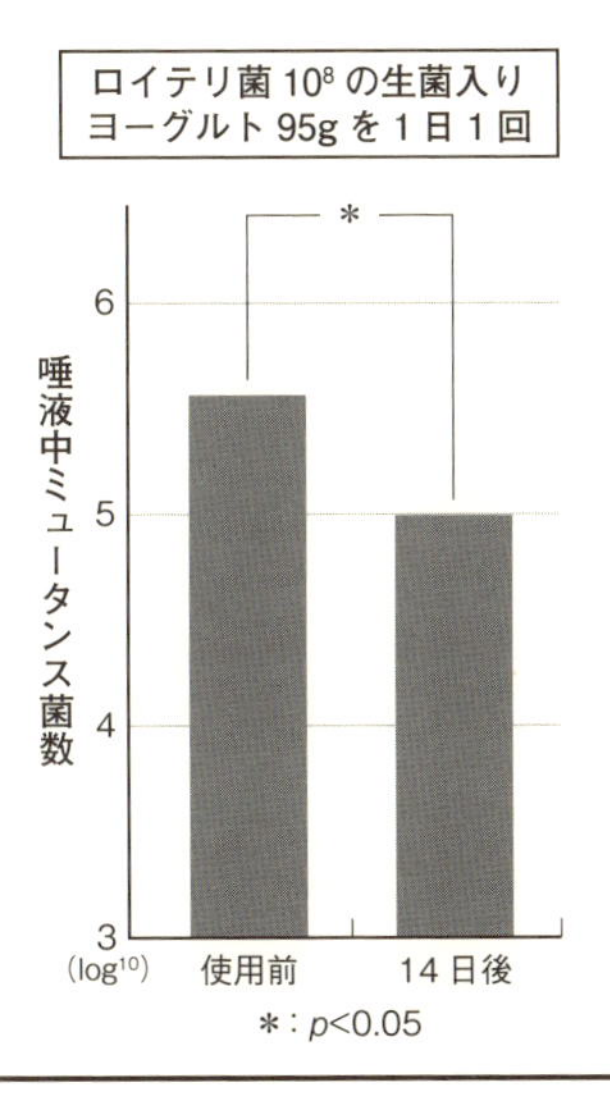

図 13-1 左：ミュータンス菌液に同数のロイテリ菌液を加えるとミュータンス菌数の生存数が減少することを示しています。右：ロイテリ菌 10^8 生菌入りヨーグルト 95g を昼食時に 14 日間使用すると、唾液中ミュータンス菌数が有意に低下することを示しています（文献 13-4 より）。

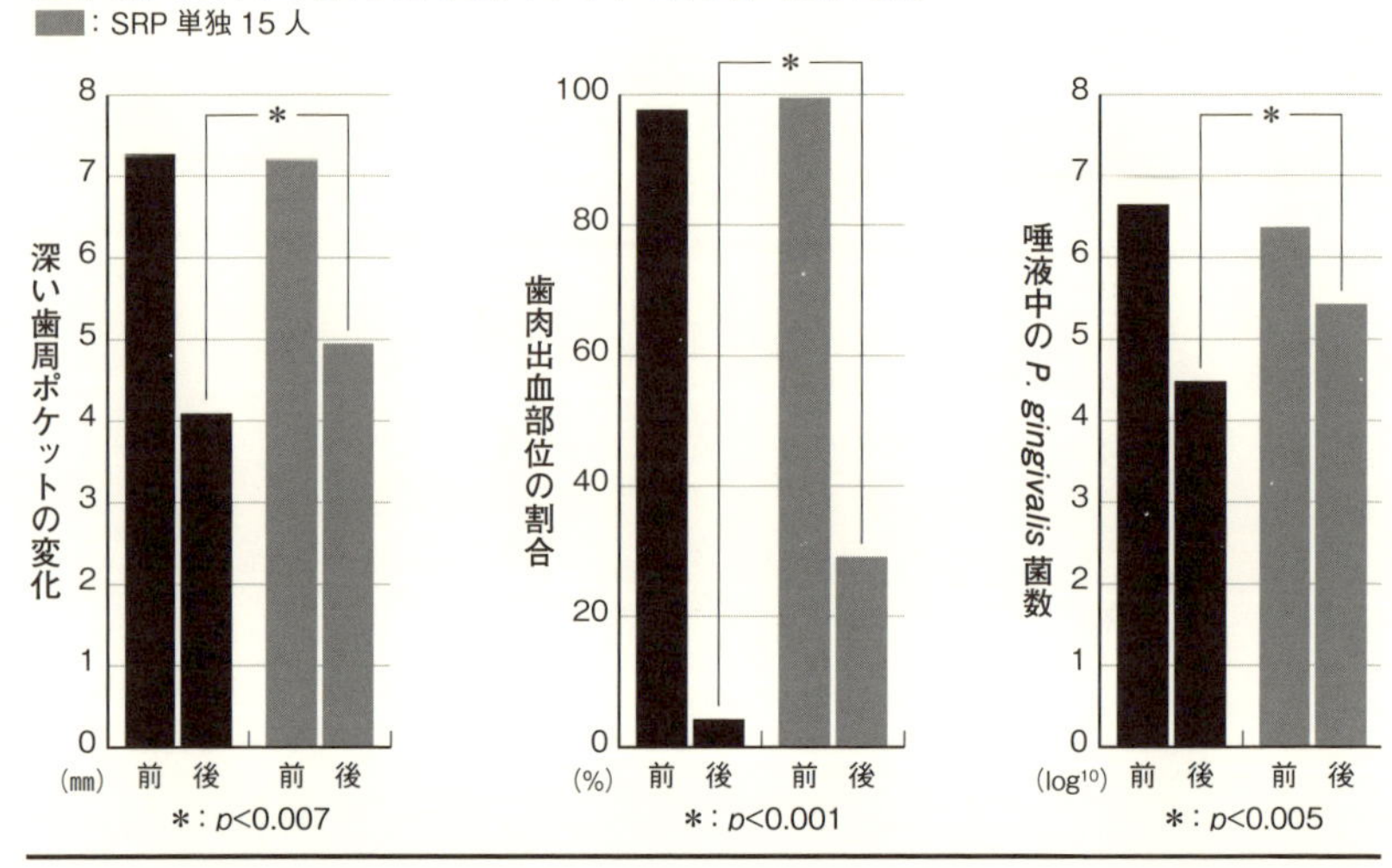

図13-2　歯周炎の治療でSRPに加えてロイテリ菌タブレットを１日２回12週間続けたバクテリアセラピーの結果です。ロイテリ菌タブレットの使用は、SRP単独に比べて有意に歯周ポケットの改善、歯肉出血部位の減少、唾液中のポルフィロモナス・ジンジバリスの減少をもたらしています（文献13-6より）。

歯周炎のＳＲＰに加えてロイテリ菌10^8の生菌数のタブレットを１日２回12週間使用すると、ＳＲＰ単独治療よりも良い治療成績を得たというＲＣＴ研究を示しました。

インプラント周囲炎予防にバクテリアセラピーを組み込む

インプラント治療の成否は、インプラント周囲炎の制御にも依存しています。副作用のないバクテリアセラピーを組み込むことによって、インプラント周囲炎を抑えたというＲＣＴ臨床研究が発表されています。

インプラント治療の患者に対してメカニカルなデンタルプラークコントロールに加えてロイテリ菌タブレ

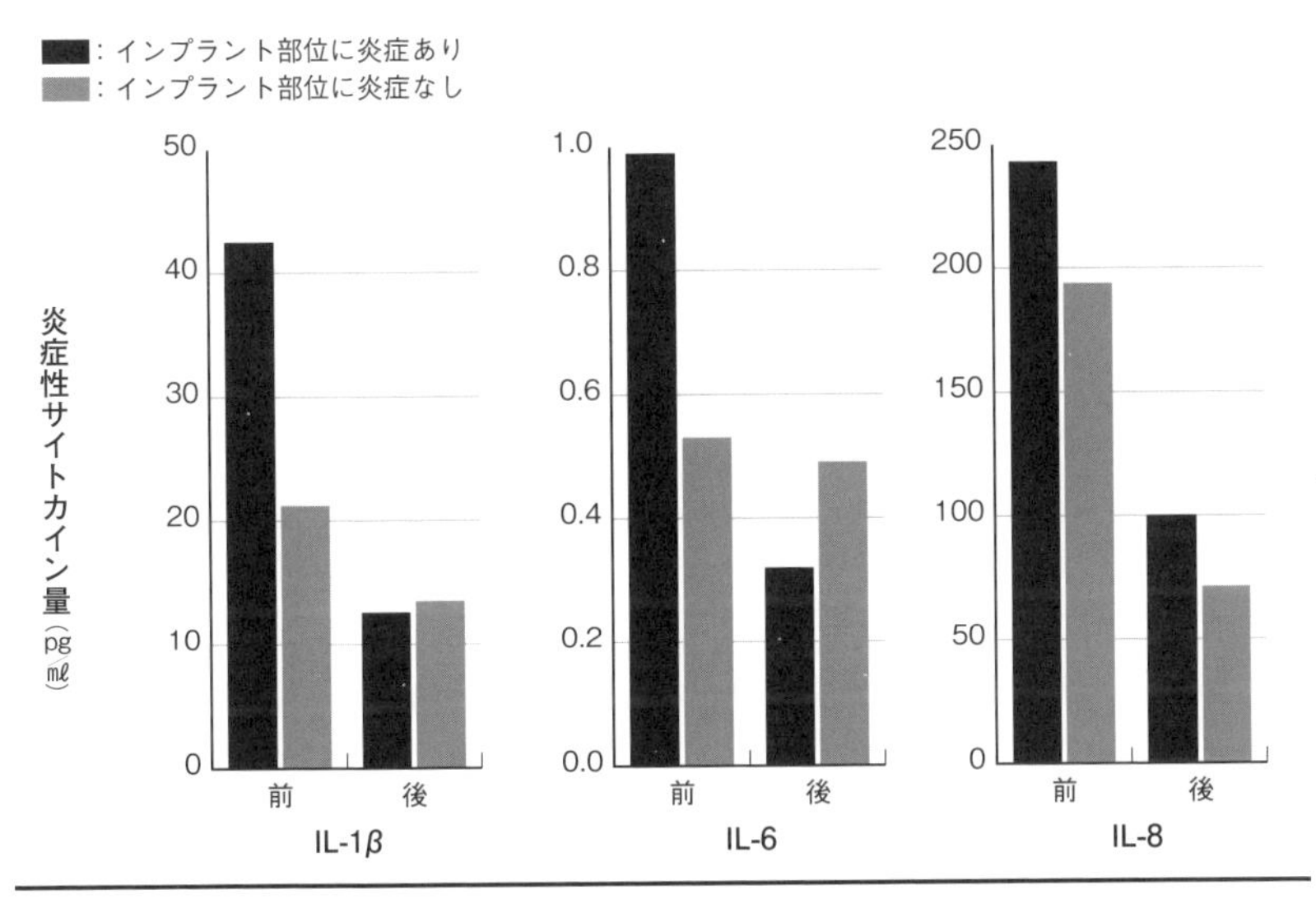

図13-3 ロイテリ菌タブレットを1日1回30日間使用し続けると、インプラント部位のIL-1β、IL-6、IL-8の炎症性サイトカイン量が低下することが分かります（文献13-7より）。

ット使用すると、インプラント周囲の炎症性サイトカインはメカニカルなプラークコントロールだけに比べて有意に少なくなるという二重盲検のRCT研究があります。34人の患者のインプラント77部位のIL－1β、IL－6、IL－8量は、ロイテリ菌タブレットを1日1回30日間使用することによってメカニカルなプラークコントロールだけの対照群に比べて少ないことが示されました。インプラント周囲のメカニカルなプラークコントロールに加えたロイテリ菌タブレットの継続使用により、インプラント周囲炎を抑えられることはコクラン共同計画も評価しています（**図13－3**）。

８０２０運動にこそプロバイオティクス戦略を

ロイテリ菌は、食中毒を起こす腸管出血性大腸菌やリステリア菌などに対しても抗菌性があります。しかも、防腐剤のように身体に蓄積する害がないため、食中毒予防に使われています。そのうえに、腸内に善玉菌を送り込むプロバイオティクス戦略にもなるとして、食品にも加えられています。

ロイテリ菌が産生する抗菌性物質であるロイテリンとその類似物質の化合物ＲＲＣ－01、ＲＲＣ－02、ＲＲＣ－03は分子量の小さなバクテリオシンで、消化酵素や細菌のたんぱく質分解酵素に分解されて抗菌活性が損なわれることはありません。

徳島大学の研究グループは、ロイテリン化合物ＲＲＣ－01がフソバクテリウム・ヌクレアタムとポルフィロモナス・ジンジバリスの硫化物の産生を抑えることを示し、口臭予防に有効であることを示唆しています（**図13－4**）。

加齢による細胞性免疫の低下やレジン床義歯使用によって口腔内にカンジダが増えてきます。ロイテリ菌の常用は、フレイル状態の高齢者の口腔カンジダ症を抑える効果があるというＲＣＴ臨床研究もあります。健康長寿推進のためには、副作用がないプロバイオティクスとバクテリアセラピーは、ますます拡大していくと思います。

８０２０達成者は増え続けて、50％を超えています。しかし、多くの高齢者は残存する歯の数だけに目を向けがちであると思っています。『史上最大の暗殺軍団デンタルプラーク』、そして続編である

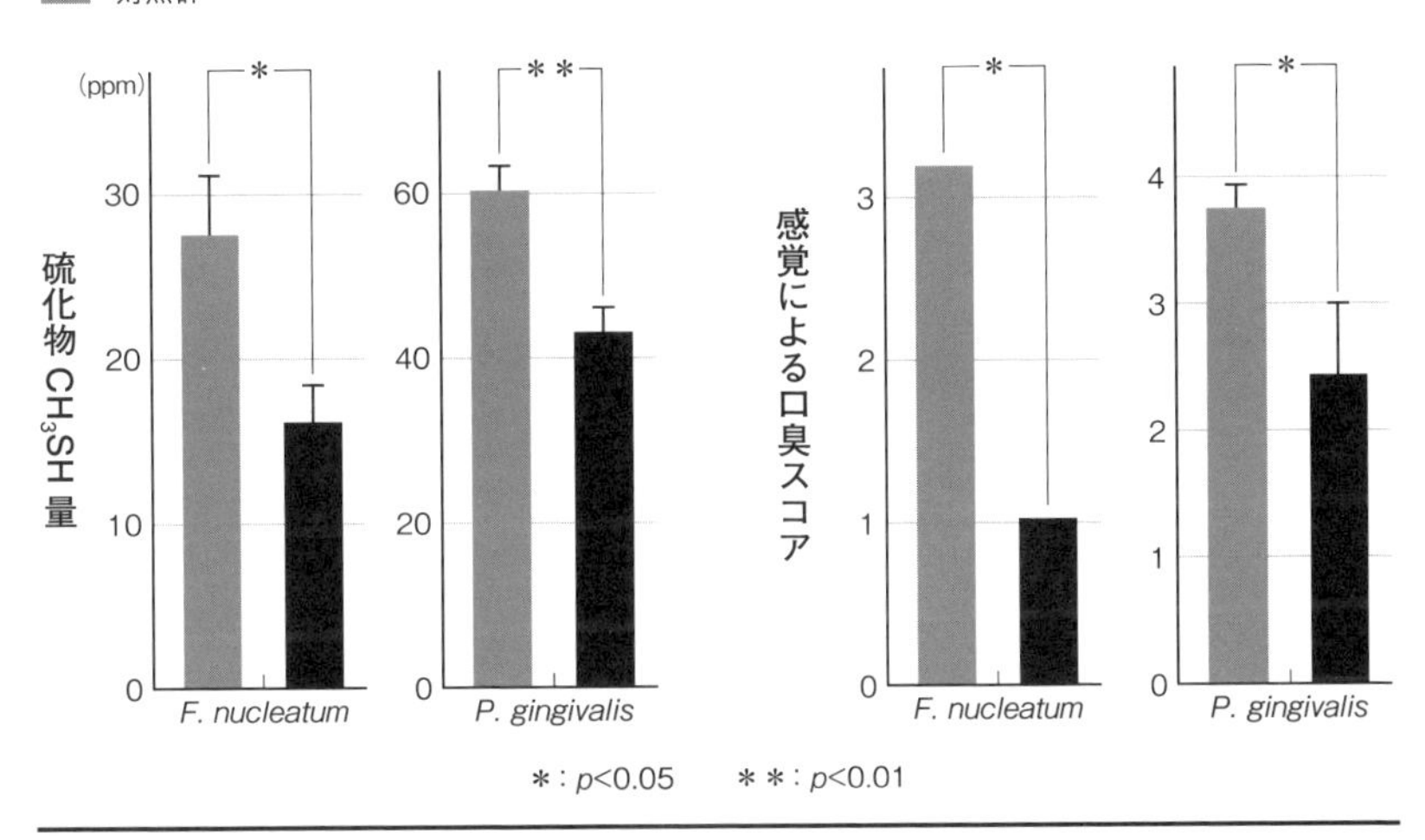

図 13-4 抽出したロイテリン化合物 RRC-01 をフソバクテリウム・ヌクレアタムとポルフィロモナス・ジンジバリスの培養液に添加するとそれらの細菌の発育を抑え、CH_3SH 産生を抑制して感覚による口臭スコアを低下させます（文献 13-9 より）。

本書によって、口腔慢性感染症の原因細菌がさまざまな臓器に侵入して健康を破綻させ、ときに命さえ奪ってしまうことを述べてきました。8020運動には、残存する歯の数よりも口腔慢性感染症の治療とその予防に取り組むミッションがあります。

乳酸桿菌などによるプロバイオティクス戦略の最大の魅力は、使い続けても副作用が全くないことです。善玉菌を腸内マイクロバイオームに送り続けることで、免疫系の活性化をもたらし、口腔慢性感染症の予防につながります。こうした戦略を8020運動にも組み入れるべきことを強調させてもらいます。

第14章

健康長寿に寄与する抗菌性洗口液の常用

感染予防に取り組んだ偉人たちの遺産

ハンガリー生まれのイグナーツ・ゼンメルワイス（1818～1865年）は、出産後の妊婦に見られる疼痛、手足のむくみ、ときに命を奪う発熱、いわゆる産褥熱の予防に取り組んだ産婦人科医でした。ゼンメルワイスは、医師が病院で行う分娩は助産婦が自宅で行う分娩に比べて産褥熱の発生率が10倍も高いことに疑問を持っていました。

産褥熱の原因を明らかにしようと分娩後に死亡した遺体の解剖を行っていた友人であった法医学者が、誤ってメスで自分の指を切創したことが原因で産褥熱と似た症状で死亡してしまいました。ゼンメルワイスは、臭くなった死体から友人の手に付着した肉眼では見ることのできないものが死因であると確信しました。当時、病原細菌の存在は解明されていませんでしたが、産褥熱を発症させていたのはA群溶血性レンサ球菌であったと考えられます。

彼は、脱臭作用のある次亜塩素酸カルシウム水で手を洗うことで産褥熱を予防できると主張して、産褥熱撲滅を啓蒙しようと数々の病院に出かけて説明しました。ところが、ゼンメルワイスの「患者を殺していたのは医師の手である」という説明は、他の医師にとって受け入れ難いものでした。

当時の医学界に君臨していたドイツのルードルフ・ウイルヒョウは、ゼンメルワイスの消毒法について反対し、「脅しに過ぎない」として彼を危険人物扱いにしてしまいました。1865年、ウィーンの皮膚病学会に所属する医師の集団が、嘘の説明をすると決めつけてゼンメルワイスを精神療養所施設に呼び出し、集団で殴打する暴挙に出ました。彼は、そのときの負傷が元になり同施設で死亡してしまいました。ゼンメルワイスが産科部長などとして勤務していた病院では、次亜塩素酸カルシウム水による手指の洗浄によって産褥熱による妊婦の死亡率が3％でした。ところが、彼が病院を追放され手指の洗浄をやめたところ、産褥熱の死亡率が30％にまで戻ってしまいました。その後、ゼンメルワイスの論文を読んだ医師が、自分の間違いに苛まれ自殺するという事件まで起きてしまいました。現在では当然のように実施されている消毒および感染予防の先駆者であったゼンメルワイスは、「母親たちの救世主」、「院内感染予防の父」と呼ばれています。

英国の外科医ジョセフ・リスター（1827～1912年）は、ゼンメルワイスの論文を読んでいました。そして外科手術の敗血症や化膿の原因は細菌であることに気づき、手術部位をフェノールで消毒することによって感染予防への道筋をつけました。

米国では、薬剤師とウィリアム・ランバートらが、樹皮や果皮などの植物から抽出されるエッセンシャルオイルには抗菌性があり、古代ローマ時代から感染予防などに広く使われてきていることにヒントを得て、それらを溶液に溶かした消毒薬の研究に取り組んでいました。そして植物から取り出されるエッセンシャルオイルの溶液を用いた安全で消毒効果の高い製品開発に成功しました。ランバートらは、リスター博士のもとを訪れてその殺菌性のある製品を博士の名前を冠した「リステリン液」と名付けたいと申し出ました。その熱意に押されたリスター博士が快諾したエピソードと「リステリン液」は世界中に広まり、外科手術の消毒薬として推奨されました。

エッセンシャルオイルを組み込んだリステリン液は、口腔内細菌の殺菌効果も証明されて、歯肉炎予防や口臭予防の洗口液として販売されるようになりました。リステリン液は発売以来、米国を中心に基礎研究や臨床試験が行われ、デンタルプラーク形成抑制、口臭の改善、歯肉炎の予防効果が認められたマウスウォッシュとして、現在では世界50カ国以上で愛用されています。

この章では、耐性菌を生み出さず腸内フローラの善玉菌が駆逐されず、ディスバイオーシスをもたらさないリステリン液を中心とした抗菌性洗口液についての研究を紹介します。

易感染性宿主に対する治療前消毒の重要性

１９９６年に米国疾病予防管理センター（ＣＤＣ）は「スタンダードプレコーション」を提示して、Ｂ型肝炎ウイルス（ＨＢＶ）、Ｃ型肝炎ウイルス（ＨＣＶ）、ヒト免疫不全ウイルス（ＨＩＶ）、サイトメガロウイルス（ＣＭＶ）などに対する標準予防策を示しました。歯科治療前の口腔内の消毒は極めて難しいことがあるものの、高齢者を中心にした易感染性宿主の血流へ侵入して敗血症を発症させることや、植え込み型ペースメーカー、ステント、人工関節などの医療デバイスでバイオフィルムが形成するリスクを避けなければなりません。

歯科治療による口腔細菌の菌血症予防には、抗生物質前投与と比べると、適切な局所の消毒の方が有効であるとの臨床研究があります。抜歯や超音波スケーリング中には、1分間に数百万もの生菌が血流に送り込まれていることも示されています。そのため、歯科治療前にはバイオフィルムに到達する殺菌力の高い消毒薬を使うべきです。

第3類医薬品であるポビドンヨード液（イソジン液®、ネオヨジン液®）は、ＨＢＶ、ＨＣＶ、ＨＩＶ、ＣＭＶを不活化し、多くの細菌を短時間に殺菌することから感染予防消毒薬として広く使われています。菌血症は、抜歯、スケーリング、印象採得などでほぼ１００％起きています。そのため、治療に先立ってポビドンヨード液による洗浄や洗口を歯科医療の基本的な手順に組み込むべきです。

ポビドンヨード液は、微生物だけでなく宿主細胞にも少なからず毒性を示すため、消毒後は生理食塩水で十分に洗ってから抜歯やＳＲＰを行わなければなりません。そのため含嗽や吐き出しができない要介護高齢者などに対しては、ジェル状にして塗布した後に専用のバキュームで吸引するタイプのものなどが普及してきました。

リステリン液は、シソ科のタチジャコウソウなどから抽出されるチモール、ツツジ科のウィンターグリーンから取り出すサリチル酸メチル、ユーカリ油成分のシネオール、ミントの葉にあるメントールの4種類のエッセンシャルオイルを含有する抗菌性洗口液です。リステリン液は、30秒間でインフルエンザウイルス、ＨＩＶ、単純ヘルペスウイルスを不活化します。また、浮遊菌だけでなくバイオフィルム形成菌を短時間内に殺菌する能力があります。

リステリン液による洗口は唾液中の生菌数を10分の1以下に減少させることが示されています。また、超音波スケーリング部位をリステリン液で洗浄すると血流へ侵入する生菌数を減らす効果があります（**図14－1**）。さらに、タービン使用時のエアロゾル飛散生菌数を激減させることも証明されています。

治療前のポビドンヨード液やリステリン液で洗口によって治療中の感染リスクを下げられます。易感染性宿主の増加も相まって、外科処置や超音波スケーリング部位の消毒を怠ることは許されません。

歯肉炎予防の各種抗菌性洗口液の評価

2013年、世界13カ国からの25人の研究者によって各種抗菌性洗口液（マウ

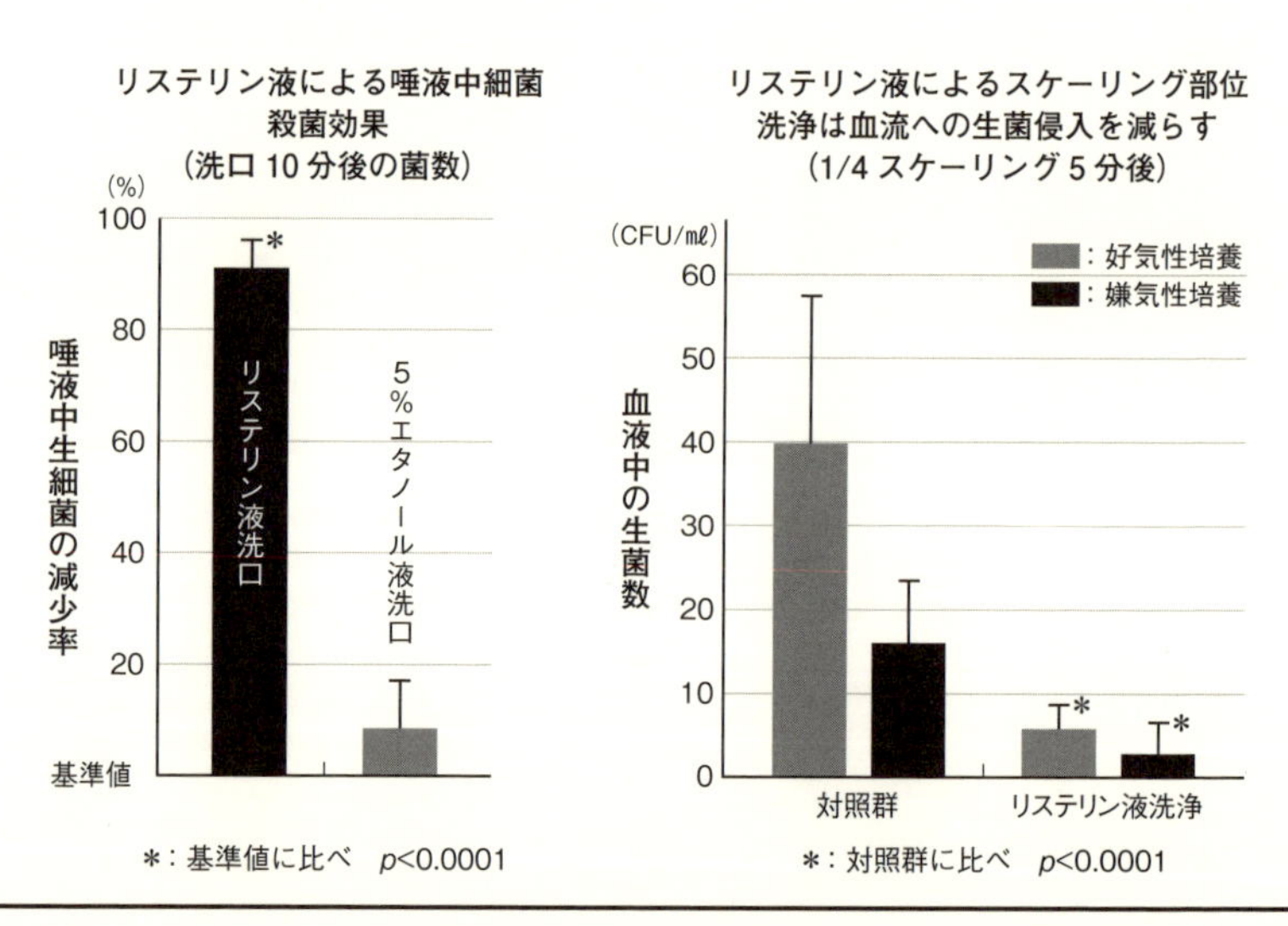

図14-1　左：リステリン液での洗口は唾液中生菌数を減らしています（文献14-4より）。右：超音波スケーリング部位のリステリン液洗浄は血流への生菌数侵入を減らしています（文献14-5より）。

スウォッシュとマウスリンスは区別されずに使われています）に関する解析がなされました。本グループは、デンタルプラーク抑制、歯肉炎とう蝕予防などについてのＲＣＴ研究を含む約５００編の論文について系統的レビューとメタ解析をしました。その内容は、２０１４年の*Oral Diseases*誌の特別号に掲載されています。この文献では抗菌性洗口液には、発がんリスクを高めることや腸内フローラを撹乱させるような副作用もないという科学的裏付けを取りつつ、健康増進に寄与するという総括がなされています。

抗菌性洗口液は、非イオン性で短時間での殺菌性の高いものと、イオン性で静菌的にゆっくりと作用するものに大別できます。

陽イオン性のグルコン酸クロルヘキシジン（ＣＨＸ）とセチルピリジニウム塩化物水和物（ＣＰＣ）は、浮遊菌に対して殺菌能力を発揮しますが、バイオフィルム集団に浸透できないため殺菌力は高くありません。陽イオン性のＣＨＸとＣＰＣを抗菌剤とした洗口液は、マイナスに荷電しているデンタルプラークに付着して静菌的に作用します。デンタルプラーク形成を抑制する効果が認められるものの、歯面に沈着して着色などをもたらすとされています。

非イオン性の抗菌剤とされたトリクロサンに対して、２０１６年に米国政府食品医薬品局（ＦＤＡ）は、抗菌活性に根拠がないとしてトリクロサン含有製品の販売を禁止しました。代わって、チモール類似体のイソプロピルメチルフェノール（ＩＰＭＰ）、塩化ベンザルコニウム、ＣＰＣなどが使われています。

エッセンシャルオイルの殺菌力と安全性

リステリン液は、ミュータンス菌群に殺菌作用を示します。矯正治療中のメカニカルプラークコントロールが難しい部位でも、短時間に抗菌性を発揮してう蝕予防に有効であるという複数のＲＣＴ臨床研究があります。また、インプラント治療のメインテナンスでのリステリン液の効果も示され、コクラン共同計画は、インプラント周囲炎予防にメカニカルプラークコントロールに加えたリステリン液の高い有効性を評価しています（**図14－2**）。

口臭予防に抗菌性洗口液の常用

口臭の主な原因は、嫌気性の歯周病原細

継続したリステリン液洗口の効果
プラーク指数
歯肉炎指数
基準値に比較した減少率
10
20
30
40
50
(%)
＊
＊
＊：p<0.01
■：メカニカルプラークコントロール＋リステリン液洗口
■：メカニカルプラークコントロール単独

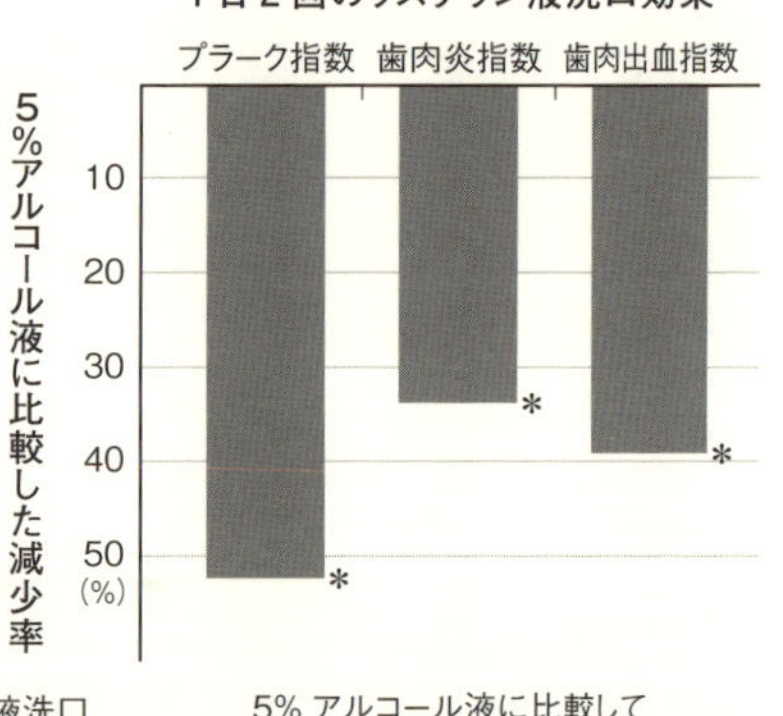

図 14-2 左：リステリン液で１日２回６カ月間洗口し続けると、メカニカルプラークコントロール単独に比べてプラーク指数と歯肉炎指数が有意に減少しています（文献 14-9 より）。右：インプラント装着後リステリン液で洗口を続けるとプラーク指数、歯肉炎指数および歯肉出血指数が 5% アルコール液洗口に比べて有意に減少しています（文献 14-10 より）。

菌などの産生する酪酸などの揮発性脂肪酸とメチルメルカプタンなどの硫化物です。

複数のRCT臨床研究によって抗菌性洗口液の常用は、口臭の予防と治療に有効であることが明白にされてきています。特別養護老人ホームなどで口腔ケアによって口臭を抑えるためには、大きなマンパワーが欠かせません。口臭の予防と治療のための抗菌性洗口液による化学的な除菌は、今後さらに普及しなければならないと考えています（**図14－3**）。

さらに、高齢者の就寝前の抗菌性洗口液の使用は、就眠中に10倍近く増える口腔内細菌が起こす誤嚥性肺炎の予防に効果があるとして、8020運動にも取り込むべきと考えています。

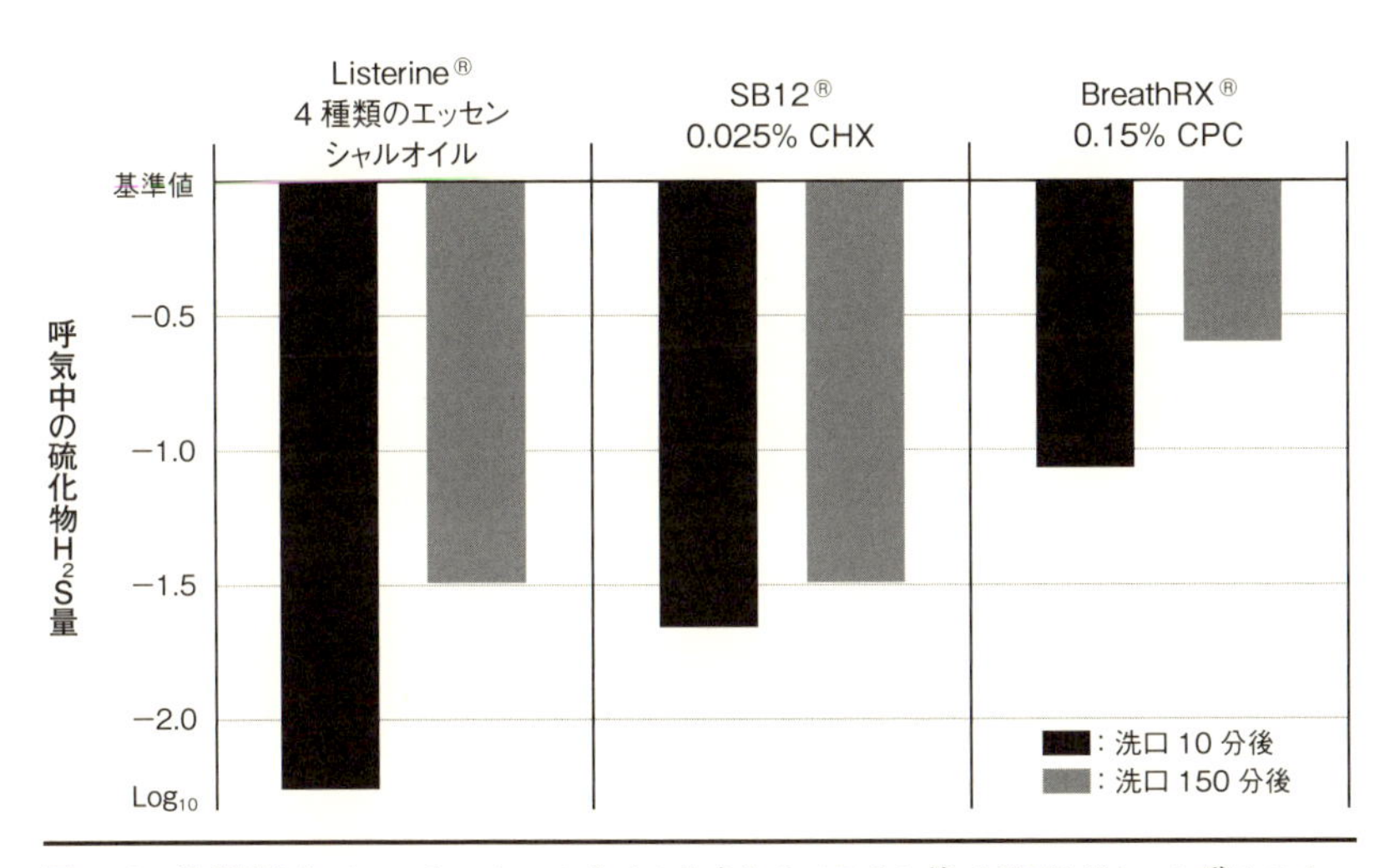

図14-3 抗菌剤としてエッセンシャルオイルを含むリステリン液、0.025％グルコン酸クロルヘキシジン（CHX）含有洗口液、0.15％塩化セチルピリニジウム（CPC）含有洗口液で洗口後の呼気中における硫化物の減少を示しています（文献14-11より）。

あとがき

ボルチモア歯科医学校を卒業したウィリアム・モートン（1819〜1868年）は、1846年にハーバード大学医学部に招聘され、頸部腫瘍摘出手術におけるエーテルを使った全身麻酔を公開しました。このときの光景が、絵画として残されています。

階段教室で行われたその外科手術を受ける安眠しているかのように見える患者、寄り添って患者を見守るモートン、さらに真剣な眼差しで食い入るように覗き込む多くの医師が、見事な油絵に描かれています。この世界最初の全身麻酔を描いた絵画は、歯学の歴史に欠かせないとして多くの本に掲載されています。

筆者が留学したニューヨーク州立大学バッファロー校は、ノーベル生理学・医学賞など多くのノーベル受賞者を輩出しています。歯学部（The School of Dental Medicine）の入り口には、モートンが使ったエーテル麻酔装置の下に Founding 1846 と刻まれた絵がありました。バッファロー校ヘルスサイエンスの学長から修了証書と一緒に麻酔装置の写真のパネルをいただきました。モートンが自然科学全般に対して見識を持っていたことに感銘を受けたことから、そのパネルは東京歯科大学の教授室に掲げていました。

学生からそのパネルの由来について聞かれたことがありました。欧米では歯学部に入学する学生の多くが一般の大学を卒業した後であることや、わが国では歯学部入学後、2年間は教養課程で学んでいたことを説明しながら、「リベラルアーツを学べ」と話しました。学生たちへの「木を見て森を見ず」とならない歯科医師になって欲しいとのアドバイスに役立っていたかどうかは分かりませんが、少なくとも、「広い視点をもて」と筆者に語り続けてくれた一枚のパネルでした。

コラーゲン結合性たんぱく質をもつミュータンス菌は脳内出血に関わります。ストレプトコッカス・サングイニスは医療デバイスでバイオフィルムを作って命さえ奪うことがあります。また、歯周病原細菌のキーストーンであるポリフィロモナス・ジンジバリスは、動脈硬化症、糖尿病、アルツハイマー病関節リウマチの病原性のあることも立証されました。また、フソバクテリウム・ヌクレアヌムは大腸がんの引き金になることも明らかになりました。さらに、すべての歯周ポケットに潜むトレポネーマ菌種は、高い割合でアルツハイマー病患者の脳に見つかります。超高齢社会のわが国では、口腔内細菌が史上最大の暗殺軍団となっていることに疑いはありません。

歯周ポケット内などの口腔細菌の駆逐に抗生物資を使う手段はありますが、中長期の内服投与は、腸内ディスバイオーシスによって感染防御機能の破綻をもたらし、アレルギーのリスクとなり、肥満・糖尿病の引き金になることも明らかにされてきています。

一方、歯周病やインプラント治療での抗生物質内服使用が拡大しています。そのため、本書では、腸内ディスバイオーシスをもたらさないバクテリアセラピーならびに抗菌性洗口液の常用について取り上げました。

８０２０達成者が50％を超えたからこそ，歯周ポケット内に潜む暗殺軍団を蔓延させないことを優先すべきであることを結びとして，本稿を閉じることとします。

最後に，本書発行にあたって緻密で英邁な編集に取り組んでいただいた担当者をはじめとして医歯薬出版の皆様に心からお礼を申し上げます。

(2):219-223.
13-5) Krasse P, Carlsson B, Dahl C, et al. Decreased gum bleeding and reduced gingivitis by the probiotic Lactobacillus reuteri. Swed Dent J. 2006;30(2):55-60.
13-6) Teughels W, Durukan A, Ozcelik O, et al. Clinical and microbiological effects of Lactobacillus reuteri probiotics in the treatment of chronic periodontitis: a randomized placebo-controlled study. J Clin Periodontol. 2013;40(11):1025-1035.
13-7) Flichy-Fernández AJ, Ata-Ali J, Alegre-Domingo T, et al. The effect of orally administered probiotic Lactobacillus reuteri-containing tablets in peri-implant mucositis: a double-blind randomized controlled trial. J Periodontal Res. 2015;50(6):775-785.
13-8) Keller MK, Bardow A, Jensdottir T, et al. Effect of chewing gums containing the probiotic bacterium Lactobacillus reuteri on oral malodour. Acta Odontol Scand. 2012;70(3):246-250.
13-9) Fujiwara N, Murakami K, Nakao M, et al. Novel reuterin-related compounds suppress odour by periodontopathic bacteria. Oral Dis. 2017 May;23(4):492-497.
13-10) Kraft-Bodi E, Jørgensen MR, Keller MK, et al. Effect of probiotic bacteria on oral candida in frail elderly. J Dent Res. 2015;94(9 Suppl):181S-186S.

第 14 章

14-1) 奥田克爾. オーラルヘルスに寄与する抗菌性洗口液. 日歯医師会誌. 2018;70(10):811-820.
14-2) Kanagalingam J, Feliciano R, Hah JH, et al. Practical use of povidone-iodine antiseptic in the maintenance of oral health and in the prevention and treatment of common oropharyngeal infections. Int J Clin Pract. 2015;69(11):1247-1256.
14-3) Herzberg MC, Meyer MW, Kiliç A, Tao L. Host-pathogen interactions in bacterial endocarditis: streptococcal virulence in the host. Adv Dent Res. 1997 ;11(1):69-74.
14-4) Dennison DK, Meredith GM, Shillitoe EJ, Caffesse RG. The antiviral spectrum of Listerine antiseptic. Oral Surg Oral Med Oral Pathol Oral Radiol Endod. 1995 Apr;79(4):442-448.
14-5) Fine DH, Furgang D, McKiernan M, et al. An investigation of the effect of an essential oil mouthrinse on induced bacteraemia: a pilot study. J Clin Periodontol. 2010 Sep;37(9):840-847.
14-6) Boyle P, Koechli A, Autier P. Mouthwash use and the prevention of plaque, gingivitis and caries. Oral Dis. 2014; 20(suppl. 1):1-68.
14-7) Shen Y, Zhao J, Fuente-Núñez C, et al. Experimental and theoretical investigation of multispecies oral biofilm resistance to chlorhexidine treatment. Sci Rep. 2016 Jun 21;6:27537. doi: 10.1038/srep27537.
14-8) Fine DH, Furgang D, Barnett ML, et al. Effect of an essential oil-containing antiseptic mouthrinse on plaque and salivary Streptococcus mutans levels. J Clin Periodontol. 2000;27(3):157-161.
14-9) Araujo MWB, Charles CA, Weinstein RB, et al. Meta-analysis of the effect of an essential oil-containing mouthrinse on gingivitis and plaque. J Am Dent Ass. 2015;146:610-622.
14-10) Ciancio SG, Lauciello F, Shibly O, et al. The effect of an antiseptic mouthrinse on implant maintenance: plaque and peri-implant gingival tissues. J Periodontol. 1995;66(11):962-965.
14-11) Saad S, Greenman J, Shaw H. Comparative effects of various commercially available mouthrinse formulations on oral malodor. Oral Dis. 2011;17(2):180-186.

Microbe. 2016;20(2):215-225.
11-7) Koi M, Okita Y, Carethers JM. Fusobacterium nucleatum infection in colorectal cancer: Linking inflammation, DNA mismatch repair and genetic and epigenetic alterations. J Anus Rectum Colon. 2018;2(2):37-46.
11-8) Yamamura K, Baba Y, Nakagawa S, et al. Human microbe Fusobacterium nucleatum in esophageal cancer tissue is associated with prognosis. Clin Cancer Res. 2016;22(22):5574-5581.
11-9) Kurita-Ochiai T, Fukushima K, Ochiai K. Volatile fatty acids, metabolic by-products of periodontopathic bacteria, inhibit lymphocyte proliferation and cytokine production. J Dent Res. 199;74(7):1367-1373.
11-10) Kurita-Ochiai T, Ochiai K, Fukushima K. Volatile fatty acid, metabolic by-product of periodontopathic bacteria, induces apoptosis in WEHI 231 and RAJI B lymphoma cells and splenic B cells. Infect Immun. 1998;66(6):2587-2594.

第12章

12-1) 奥田克爾.「歯性病巣感染症」温故知新. 歯科学報. 2010;110(3):288-291.
12-2) Scher JU, Ubeda C, Equinda M, et al. Periodontal disease and the oral microbiota in new-onset rheumatoid arthritis. Arthritis Rheum. 2012;64(10):3083-3094
12-3) Koziel J, Mydel P, Potempa J. The link between periodontal disease and rheumatoid arthritis: an updated review. Curr Rheumatol Rep. 2014;16(3):408.
12-4) Mikuls TR, Payne JB, Yu F, et al. Periodontitis and Porphyromonas gingivalis in patients with rheumatoid arthritis. Arthritis Rheumatol. 2014;66(5):1090-1100.
12-5) Hashimoto M, Yamazaki T, Hamaguchi M, et al. Periodontitis and Porphyromonas gingivalis in preclinical stage of arthritis patients. PLoS One. 2015;10(4):e0122121.
12-6) Sandal I, Karydis A, Luo J, et al. Bone loss and aggravated autoimmune arthritis in HLA-DRβ1-bearing humanized mice following oral challenge with Porphyromonas gingivalis. Arthritis Res Ther. 2016;18(1):249.
12-7) Terao C, Asai K, Hashimoto M, et al. Significant association of periodontal disease with anti-citrullinated peptide antibody in a Japanese healthy population—The Nagahama study. J Autoimmun. 2015 May;59:85-90.
12-8) Nagasawa Y, Iio K, Fukuda S, et al. Periodontal disease bacteria specific to tonsil in IgA nephropathy patients predicts the remission by the treatment. PLoS One. 2014;9(1):e81636.
12-9) Ando T, Kato T, Ishihara K, et al. Heat shock proteins in the human periodontal disease process. Microbiol Immunol. 1995;39(5):321-327.
12-10) Kosugi M, Ishihara K, Okuda K. Implication of responses to bacterial heat shock proteins, chronic microbial infections, and dental metal allergy in patients with pustulosis palmaris et plantaris. Bull Tokyo Dent Coll. 2003;44(3):149-158.
11-11) Ishihara K, Ando T, Kosugi M, et al. Relationships between the onset of pustulosis palmaris et plantaris, periodontitis and bacterial heat shock proteins. Oral Microbiol Immunol. 2000;15(4):232-237.

第13章

13-1) Aagaard K, Riehle K, Ma J, et al. A metagenomic approach to characterization of the vaginal microbiome signature in pregnancy. PLoS One. 2012;7(6):e36466. doi: 10.1371
13-2) Reuter G. Das Vorkommen von laktobazillen in Lebesmitteln und ihr Verhalten im Menschlichen. Zbl Bak Parasit Infec Hyg Orig. 1965;197: 468-487.
13-3) Sung V, Collett S, de Gooyer T, et al. Probiotics to prevent or treat excessive infant crying: systematic review and meta-analysis. JAMA Pediatr. 2013;167(12):1150-1157.
13-4) Nikawa H, Makihira S, Fukushima H, et al. Lactobacillus reuteri in bovine milk fermented decreases the oral carriage of mutans streptococci. Int J Food Microbiol. 2004;95

periodontal diseases. Stroke. 2005;36(6):1195-1200.
9-10) Söder B, Meurman JH, Söder PÖ. Gingival Inflammation Associates with Stroke—A Role for Oral Health Personnel in Prevention: A Database Study. PLoS One. 2015 25;10(9):e0137142.
9-11) Bansal T, Pandey A, D D, Asthana AK. C-reactive protein (CRP) and its association with periodontal disease: a brief review. J Clin Diagn Res. 2014 Jul;8(7):ZE21-ZE24.
9-12) Yakob M, Söder B, Meurman JH, et al. Prevotella nigrescens and Porphyromonas gingivalis are associated with signs of carotid atherosclerosis in subjects with and without periodontitis. J Periodontal Res. 2011;46(6):749-755.
9-13) Thakare KS, Deo V, Bhongade ML. Evaluation of the C-reactive protein serum levels in periodontitis patients with or without atherosclerosis. Indian J Dent Res. 2010;21(3):326-329.

第10章

10-1) Hideyo N,Moore JW. A demonstration of Treponema pallidum in the brain in cases of general paralysis. J Exp Med. 1913; 17(2): 232-238.
10-2) Miklossy J. Alzheimer's disease—a neurospirochetosis. Analysis of the evidence following Koch's and Hill's criteria.. J Neuroinflammation. 2011 4;8:90.
10-3) Noble JM, Scarmeas N, Celenti RS et al. Serum IgG antibody levels to periodontal microbiota are associated with incident Alzheimer disease. PLoS One. 2014 18;9(12):e114959.
10-4) Olsen I, Singhrao SK. Can oral infection be a risk factor for Alzheimer's disease? J Oral Microbiol. 2015 Sep 17;7:29143.
10-5) Riviere GR, Riviere KH, Smith KS. Molecular and immunological evidence of oral Treponema in the human brain and their association with Alzheimer's disease. Oral Microbiol Immunol. 2002;17(2):113-118.
10-6) Kamer AR, Craig RG, Dasanayake AP, et al. Inflammation and Alzheimer's disease: possible role of periodontal diseases. Alzheimers Dement. 2008;4(4):242-250.
10-7) Singhrao SK, Harding A, Poole S, et al. Porphyromonas gingivalis Periodontal Infection and Its Putative Links with Alzheimer's Disease. Mediators Inflamm. 2015;2015:137357.
10-8) Takayama F, Hayashi Y, Wu Z, et al. Diurnal dynamic behavior of microglia in response to infected bacteria through the UDP-P2Y6 receptor system. Sci Rep. 2016;6:30006. doi: 10.1038/srep30006.
10-9) Harding A, Robinson S, Crean S, Singhrao SK. Can better management of periodontal disease delay the onset and progression of alzheimer's disease? J Alzheimers Dis. 2017;58(2):337-348.

第11章

11-1) Gholizadeh P, Eslami H, Yousefi M, et al. Role of oral microbe on oral cancers, a review. Biomed Pharmacother. 2016;84:552-558.
11-2) Bracci PM. Oral health and the oral microbe in pancreastic cancer: An over view of epidemiological studies. Cancer J. 2017;23(6):310-314.
11-3) Mai X, Genco RJ, LaMonte M, et al. Periodontal pathogens and risk of incident cancer in postmenopausal females: The Buffalo OsteoPerio Study. J Periodontol. 2016 March;87(3):257-267.
11-4) Haraldsson G, Holbrook WP, Könönen E. Clonal persistence of oral Fusobacterium nucleatum in infancy. J Dent Res. 2004;83(6):500-504.
11-5) Tahara T, Yamamoto E, Suzuki H, et al. Fusobacterium in colonic flora and molecular features of colorectal carcinoma. Cancer Res. 2014;74(5):1311-1318.
11-6) Abed J, Emgard JEM, Zamir G, et al. Fap2 mediates Fusobacterium nucleatum colorectal adenocarcinoma enrichment by binding to tumor-expressed Gal-GalNAc. Cell Host

第7章

7-1) Collen A. 10% HUMAN: How Your Body's Microbes. Harper Collins Publisher, 2015.（アランナ・コリン，矢野真千子訳．あなたの体は9割が細菌　微生物の生態系が崩れはじめた．河出書房新社，2016.）
7-2) Olszak T, An D, Zeissig S, et al. Microbial exposure during early life has persistent effects on natural killer T cell function. Science. 2012;336:489-493.
7-3) Yamashita T, Kasahara K, Emoto T, et al. Intestinal immunity and gut microbiota as therapeutic targets for preventing atherosclerotic cardiovascular diseases. Circ J. 2015;79(9):1882-1890.
7-4) Cao Y, Shen J, Ran ZH. Association between faecalibacterium prausnitzii reduction and inflammatory bowel disease: a meta-analysis and systematic review of the literature. Gastroenterol Res Pract. 2014;2014:872725.
7-5) Costalonga M, Herzberg MC. The oral microbiome and the immunobiology of periodontal disease and caries. Immunol Lett. 2014;162(2 Pt A):22-38.
7-6) Kurita-Ochiai T, Fukushima K, Ochiai K. Volatile fatty acids, metabolic by-products of periodontopathic bacteria, inhibit lymphocyte proliferation and cytokine production. J Dent Res. 1995;74(7):1367-1373.
7-7) Rondanelli M, Giacosa A, Faliva MA. Review on microbiota and effectiveness of probiotics use in older. World J Clin Cases. 2015;16;3(2):156-162.

第8章

8-1) Nicholson JK, Holmes E, Wilson ID. Gut microorganisms, mammalian metabolism and personalized health care. Nat Rev Microbiol. 2005;3(5):431-438.
8-2) Ng M, Fleming T, Robinson M, et al. Global, regional, and national prevalence of overweight and obesity in children and adults during 1980-2013: a systematic analysis for the Global Burden of Disease Study 2013. Lancet. 2014 Aug 30;384(9945):766-781.
8-3) WHO. Global priority list of antibiotic resistant bacteria to guide research, discovery, and development of new antibiotic. WHO Newsletter No.27, Feb. 2017.
8-4) 奥田克爾．デンタルバイオフィルム感染症への抗菌薬療法の智慧．歯界展望．2013；122(4)：711-720.

第9章

9-1) 奥田克爾．慢性感染症「歯周病」．動脈硬化予防．2015;14:72-78.
9-2) Okuda K, Kato T, Ishihara K. Involvement of periodontopathic biofilm in vascular diseases. Oral Dis. 2004;10(1):5-12.
9-3) Okuda K, Ishihara K, Nakagawa T, et al. Detection of Treponeme denticola in atherosclerotic lesions. J Clin Microbiol. 2001;39(3):1114-1117.
9-4) Ishihara K, Nabuchi A, Ito R, et al. Correlation between detection rates of periodontopathic bacterial DNA in coronary stenotic artery plaque and in dental plaque samples. J Clin Microbiol. 2004;42(3):1313-1315.
9-5) Ishihara K. Need for procedural details in detection of periodontopathic bacterial DNA in the atheroscre-matous plaque by PCR. J Clin Microbiol. 2004;42: 4914-4915.
9-6) Haraszthy VI, Zambon JJ, Trevisan M, et al. Identification of periodontal pathogens in atheromatous plaques. J Periodontol. 2000;71(10):1554-1560.
9-7) Chhibber-Goel J, Singhal V, Bhowmik D, et al. Linkages between oral commensal bacteria and atherosclerotic plaques in coronary artery disease patients. NPJ Biofilms Microbiomes. 2016 Dec 19;2:7.
9-8) Nagata E, de Toledo A, Oho T. Invasion of human aortic endothelial cells by oral viridans group streptococci and induction of inflammatory cytokine production. Mol Oral Microbiol. 2011;26(1):78-88.
9-9) Söder PO, Söder B, Nowak J, Jogestrand T. Early carotid atherosclerosis in subjects with

strains with fimA genotypes in periodontitis patients. J Clin Microbiol. 1999;37(5):1426-1430.
4-5) Åberg CH, Kelk P, Johansson A. Aggregatibacter actinomycetemcomitans: virulence of its leukotoxin and association with aggressive periodontitis. Virulence. 2015;6(3):188-195.
4-6) Inoue T, Shingaki R, Sogawa N, et al. Biofilm formation by a fimbriae-deficient mutant of Actinobacillus actinomycetemcomitans. Microbiol Immunol. 2003;47(11):877-881.
4-7) Saito T, Ishihara K, Ryu M, et al. Fimbriae-associated genes are biofilm-forming factors in Aggregatibacter actinomycetemcomitans strains. Bull Tokyo Dent Coll. 2010;51(3):145-150.
4-8) Kigure T, Saito A, Seida K, et al. Distribution of Porphyromonas gingivalis and Treponema denticola in human subgingival plaque at different periodontal pocket depths examined by immunohistochemical methods. J Periodontal Res. 1995;30(5):332-341.
4-9) Ito R, Ishihara K, Shoji M, et al. Hemagglutinin/Adhesin domains of Porphyromonas gingivalis play key roles in coaggregation with Treponema denticola. FEMS Immunol Med Microbiol. 2010;60(3):251-260.
4-10) Okuda T, Okuda K, Kokubu E, et al. Synergistic effect on biofilm formation between Fusobacterium nucleatum and Capnocytophaga ochracea. Anaerobe. 2012;18(1):157-161.
4-11) Okuda T, Kokubu E, Kawana T, et al. Synergy in biofilm formation between Fusobacterium nucleatum and Prevotella species. Anaerobe. 2012;18(1):110-116.
4-12) Kimizuka R, Kato T, Ishihara K, et al. Mixed infections with Porphyromonas gingivalis and Treponema denticola cause excessive inflammatory responses in a mouse pneumonia model compared with monoinfections. Microbes Infect. 2003;5(15):1357-1362.
4-13) Takahashi N. Oral Microbiome metabolism: from "Who are they?" to "what are they doing?". J Dent Res. 2015;94(12):1628-1637.
4-14) Fujimura S, Nakamura T. Sangucin, a bacteriocin of Streptococcus sanguis. Antimicrob Agents Chemother. 1979;16: 262-265.
4-15) Smulow JB, Turesky SS, Hill RG. The effect of supragingival plaque removal on anaerobic bacteria in deep periodontal pockets. J Am Dent Assoc. 1983;107(5):737-742.

第5章

5-1) DeSalle R, Perkins SL. Welcome to the Microbiome, Getting to Know the Trillions of Bacteria and Other Microbes In, On, and Around You. Yale University Press. 2015.
(斉藤隆央訳. マイクロバイオームの世界—あなたの中と表面と周りにいる何兆もの微生物たち. 紀伊国屋書店, 2016.)
5-2) Ushida N, Ishihara K, Kobayashi N, et al. Initial acquisition and transmission of Streptococcus mutans from Japanese mothers to children. Pediatr Dent J. 2009;19:98-105.
5-3) Kobayashi N, Ishihara K, Sugihara N, et al. Colonization pattern of periodontal bacteria in Japanese children and their mothers. J Periodont Res. 2008; 43: 156-161.
5-4) Asano H, Ishihara K, Nakagawa T, et al. Relationship between transmission of Porphyromonas gingivalis and FimA type in spouses. J Periodontol. 2003;74(9):1355-1360.

第6章

6-1) Maekawa T, Krauss JL, Abe T, et al. Porphyromonas gingivalis manipulates complement and TLR signaling to uncouple bacterial clearance from inflammation and promote dysbiosis. Cell Host Microbe. 2014 ;15(6):768-778.
6-2) Hajishengallis G. Immunomicrobial pathogenesis of periodontitis: keystones, pathobionts, and host response. Trends Immunol. 2014;35(1):3-11.
6-3) Furusawa Y, Obata Y, Fukuda S, et al. Commensal microbe-derived butyrate induces the differentiation of colonic regulatory T cells. Nature. 2013;504(7480):446-450.

参照文献

第1章

1-1）奥田克爾．史上最大の暗殺軍団デンタルプラーク．医歯薬出版，2016.
1-2）奥田克爾監修．オーラルヘルスと全身の健康．プロクター・アンド・ギャンブル・ジャパン株式会社，2011.
1-3）Price WA. Dental Infections, Oral and Systemic（Vol.1, 2）. Penton Publishing Co, 1923.
1-4）奥田克爾．ウェストン・プライス著「Dental Infections：歯科感染症」の教訓．歯界展望．2017;129（3）:565-571.
1-5）Fishers MH. Death and Dentistry. Scientific Press Printing Co, 1940.
1-6）Rosenau EC. The Pathogenesis of Focal Infection. Cosmos LX, 1918.
1-7）Billings F. Focal Infection. Appleton & Co. New York, 1917.
1-8）Meinig GE. Root Canal Cover-up. Price-Pottenger Nutrition Foundation, 2008.
（Meinig GE 著，片山恒夫 監修，恒志会 訳．虫歯から始まる全身の病気―隠されてきた「歯原病」の実態．NPO 法人恒志会，2015）

第2章

2-1）Costerton JW, Stewart PS, Greenberg EP. bacterial biofilms: a common cause of persistent infections. Science. 1999;284（5418）:1318-1322.
2-2）Kolenbrander PE, Palmer RJ Jr, Rickard AH, Bacterial interactions and successions during plaque development. Periodontol 2000. 2006;42:47-79.
2-3）奥田克爾．デンタルバイオフィルム　恐怖のキラー軍団とのバトル．医歯薬出版，2010.

第3章

3-1）Yoneyama T, Yoshida M, Matsui T, et al. Oral care and pneumonia. Lancet. 2006; 354:155.
3-2）米山武義．肺炎は「口」で止められた!青春出版社，2017.
3-3）Ishikawa A, Yoneyama T, Hirota K, et al. Professional oral health care reduces the number of oropharyngeal bacteria. J Dent Res. 2008 Jun;87（6）:594-598.
3-4）Scannapieco FA, Bush RB, Paju S. Associations between periodontal disease and risk for nosocomial bacterial pneumonia and chronic obstructive pulmonary disease. A systematic review. Ann Periodontol. 2003;8（1）:54-69.
3-5）奥田克爾他．肺炎と口腔ケア肺炎を予防するための口腔ケア．呼吸器ケア．2004;2:66-72.
3-6）奥田克爾．呼吸器感染症予防に不可欠な継続した口腔ケア．難病と在宅ケア．2015;20:52-55.
3-7）Okuda K, Kimizuka R, Abe S, et al. Involvement of periodontopathic anaerobes in aspiration pneumonia. J Periodontol. 2005;76（11 Suppl）:2154-2160.
3-8）Kamio N, Imai K, Shimizu K, et al. Neuraminidase-producing oral mitis group streptococci potentially contribute to influenza viral infection and reduction in antiviral efficacy of zanamivir. Cell Mol Life Sci. 2015 Jan;72（2）:357-366.
3-9）Abe S, Ishihara K, Adachi M, et al. Professional oral care reduces influenza infection in elderly. Arch Gerontol Geriatr. 2006;43（2）:157-164.

第4章

4-1）Fine DH, Korik I, Furgang D, et al. Assessing pre-procedural subgingival irrigation and rinsing with an antiseptic mouthrinse to reduce bacteremia. J Am Dent Ass. 1996;127: 641-642.
4-2）Price WA. Nutrition and Physical Degeneration: A Comparison of Primitive and Modern Diets and Their Effects. The Price-Pottenger Nutrition Foundation, 1938, 2008.
（W. A. Price 著，片山恒夫・恒志会訳．食生活と身体の退化-先住民の伝統食と近代食その身体への驚くべき影響．NPO 法人恒志会，2015.）
4-3）Okuda K, Takazoe I. Haemagglutinating activity of Bacteroides melaninogenicus. Arch Oral Biol. 1974;19（5）:415-416.
4-4）Amano A, Nakagawa I, Kataoka K, et al. Distribution of Porphyromonas gingivalis

【著者略歴】

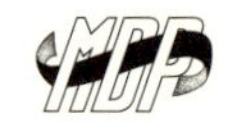

奥田克爾（おくだ かつじ）

1943年	富山県生まれ
1968年	東京歯科大学卒業 東京歯科大学微生物学講座助手，講師，助教授を経て1989年教授
1978年	スウェーデン政府留学生としてカロリンスカ大学留学
1979年	アメリカ政府NIH招聘留学生としてニューヨーク州立大学・バッファロー校留学
1993年	厚生労働省長寿科学研究に参画（12年間）
2001年	東京歯科大学大学院研究科長（6年間）
2008年	帝京平成大学薬学部教授（2年間）
現在	東京歯科大学名誉教授，千葉県立保健医療大学講師，野口英世記念会理事 国際歯科医学会日本部会，日本歯周病学会，日本細菌学会など6学会の名誉会員
著書	「デンタルバイオフィルム」2014年（医歯薬出版），「史上最大の暗殺軍団デンタルプラーク」2016年（医歯薬出版）など，42編
発表論文	原著論文（英文217編），総説・解説92編

続　史上最大の暗殺軍団デンタルプラーク
口腔内に跋扈する魑魅魍魎の正体　ISBN978-4-263-44541-9

2019年1月10日　第1版第1刷発行

著者　奥田克爾
発行者　白石泰夫

発行所　**医歯薬出版株式会社**

〒113-8612　東京都文京区本駒込1-7-10
TEL.（03）5395-7638（編集）・7630（販売）
FAX.（03）5395-7639（編集）・7633（販売）
https://www.ishiyaku.co.jp/
郵便振替番号 00190-5-13816

乱丁，落丁の際はお取り替えいたします　印刷・あづま堂印刷／製本・愛千製本所